守护健康的奇幻乐园
入院须知

儿童医疗辅导专业组编委会　主编

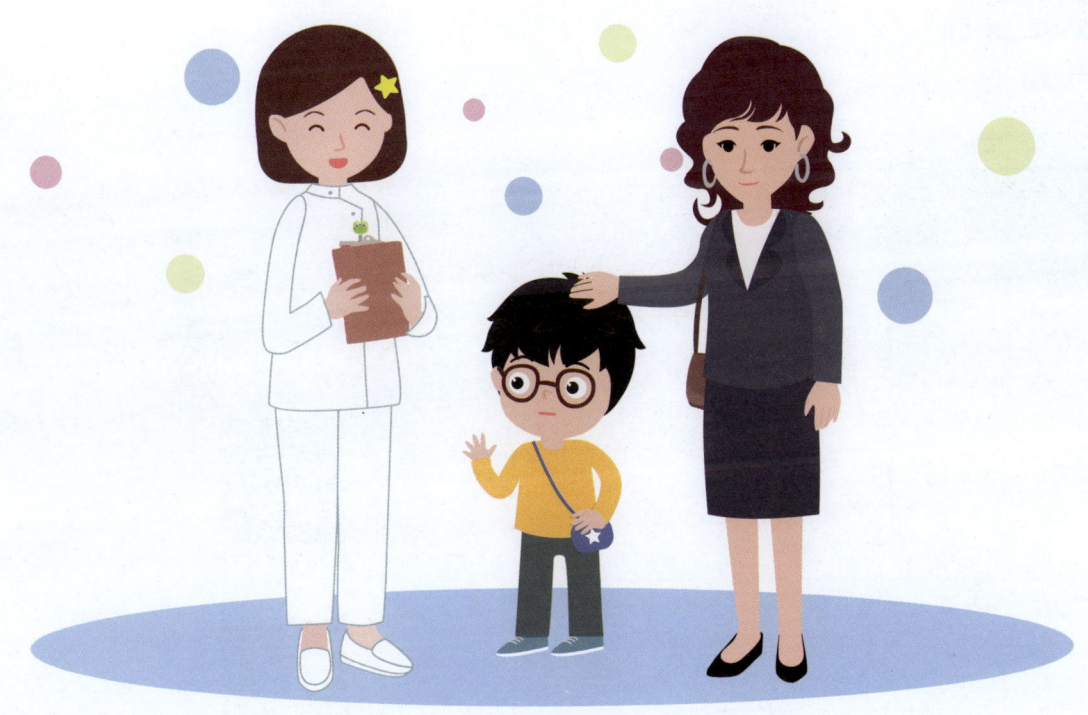

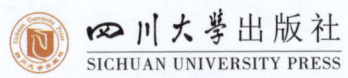
四川大学出版社
SICHUAN UNIVERSITY PRESS

图书在版编目（CIP）数据

守护健康的奇幻乐园 / 儿童医疗辅导专业组编委会主编． -- 成都：四川大学出版社，2024. 7. -- ISBN 978-7-5690-7065-1

Ⅰ．R72

中国国家版本馆 CIP 数据核字第 20242F196E 号

书　　名：守护健康的奇幻乐园
　　　　　Shouhu Jiankang de Qihuan Leyuan
主　　编：儿童医疗辅导专业组编委会

选题策划：龚娇梅
责任编辑：龚娇梅
责任校对：张　澄
装帧设计：墨创文化
责任印制：李金兰

出版发行：四川大学出版社有限责任公司
　　　　　地址：成都市一环路南一段24号（610065）
　　　　　电话：（028）85408311（发行部）、85400276（总编室）
　　　　　电子邮箱：scupress@vip.163.com
　　　　　网址：https://press.scu.edu.cn
印前制作：成都墨之创文化传播有限公司
印刷装订：成都市新都华兴印务有限公司

成品尺寸：220mm×220mm
印　　张：10
字　　数：55千字

版　　次：2024年8月 第1版
印　　次：2024年8月 第1次印刷
定　　价：60.00元（全3册）

本社图书如有印装质量问题，请联系发行部调换

版权所有 ◆ 侵权必究

扫码获取数字资源

四川大学出版社
微信公众号

儿童医疗辅导专业组编委会

（排名不分先后）

主　　任：赵秀芳　车　慧

副主任：胡　娟　康冰瑶　马晶晶　刘　玲　罗　丹
　　　　李信仪　胡宥纶　李　旻　许晋祯

委　　员：陶秋吉　周丽娟

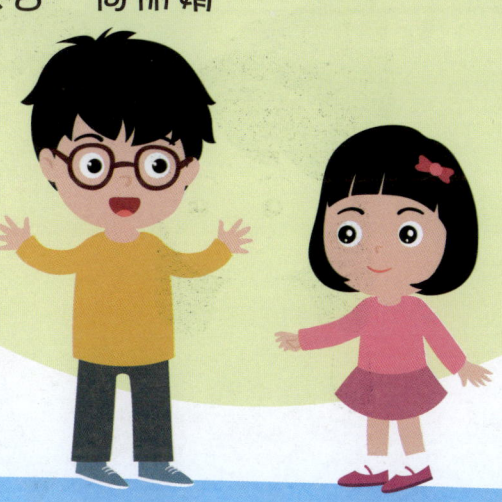

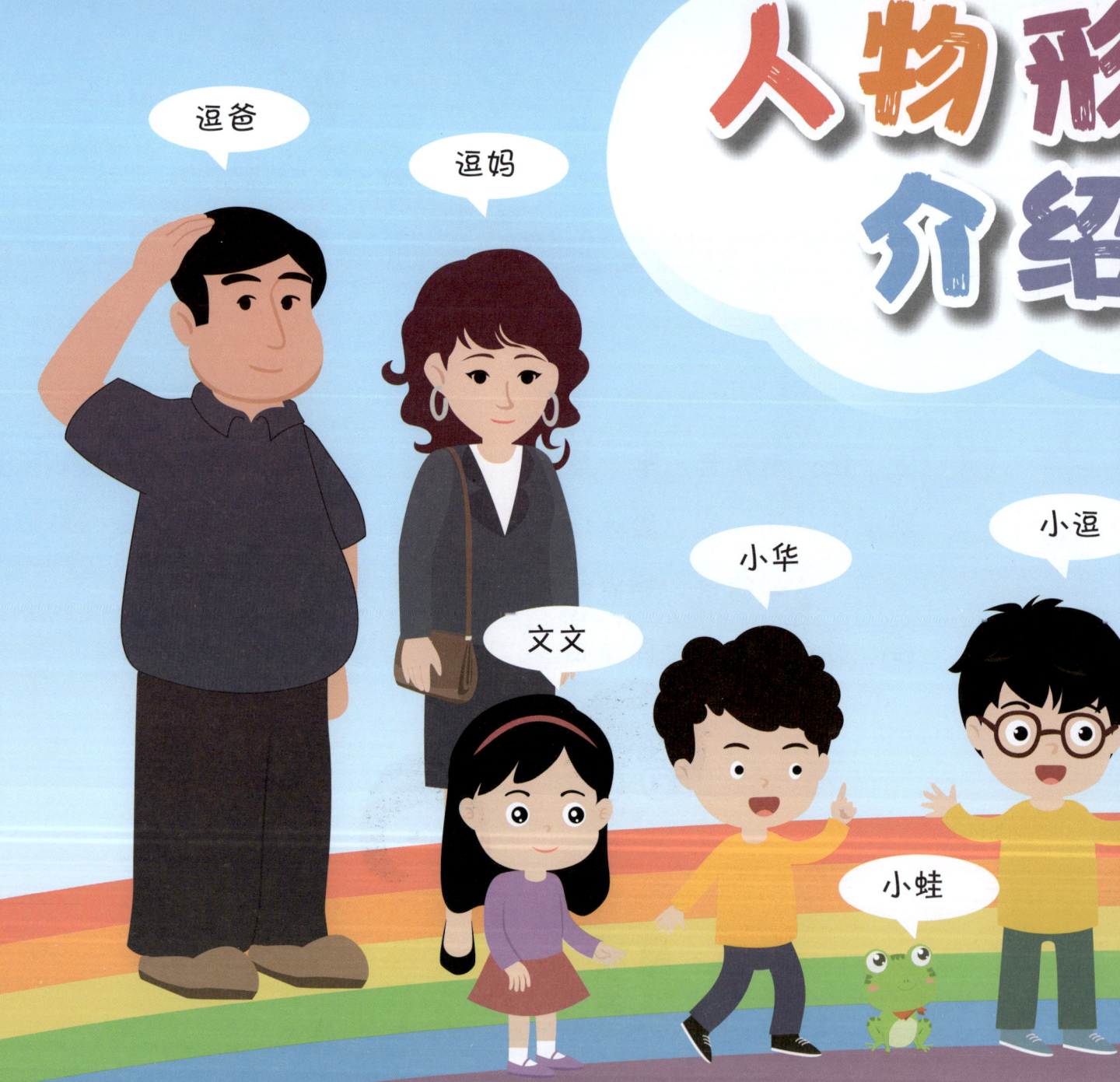

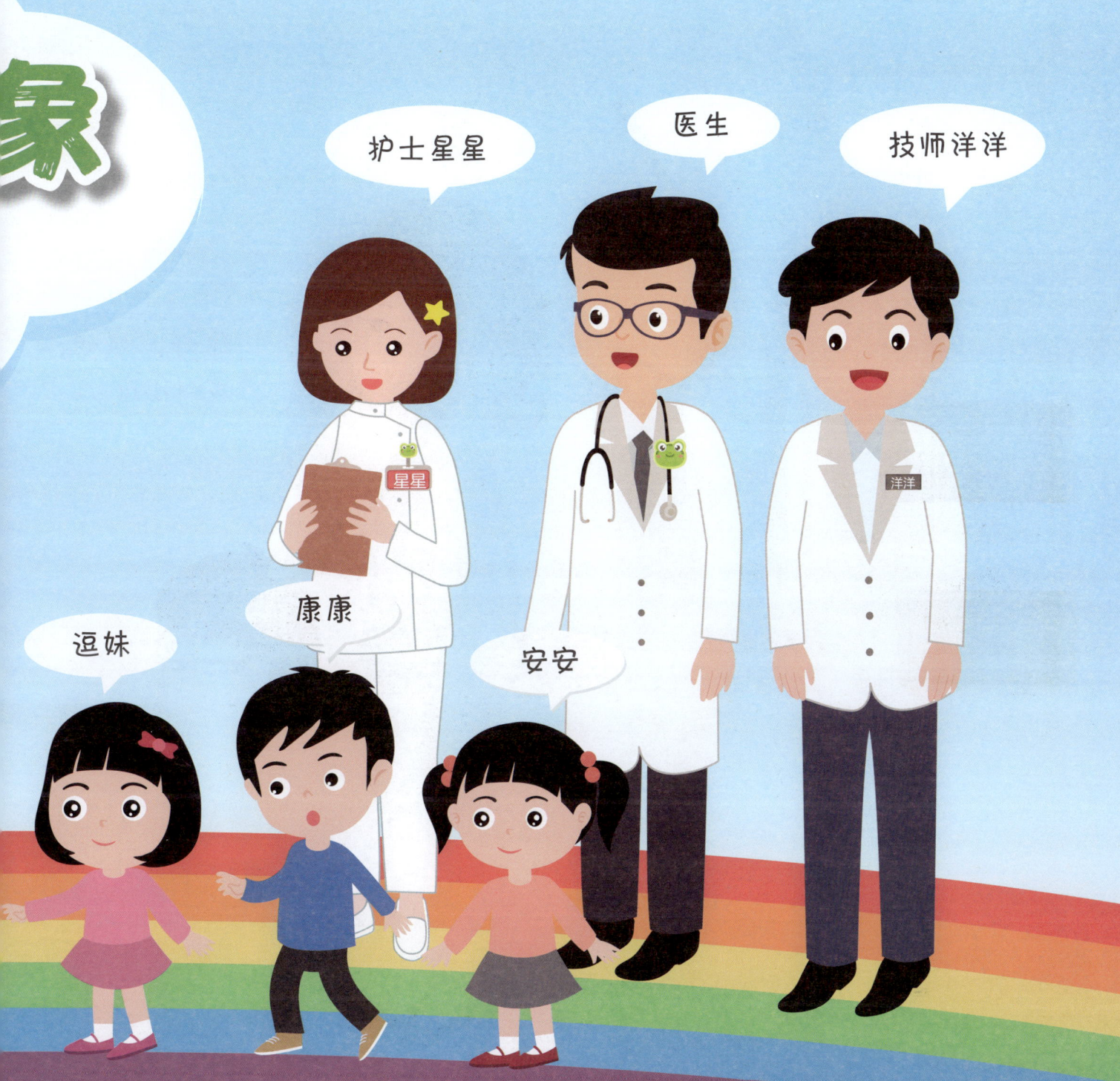

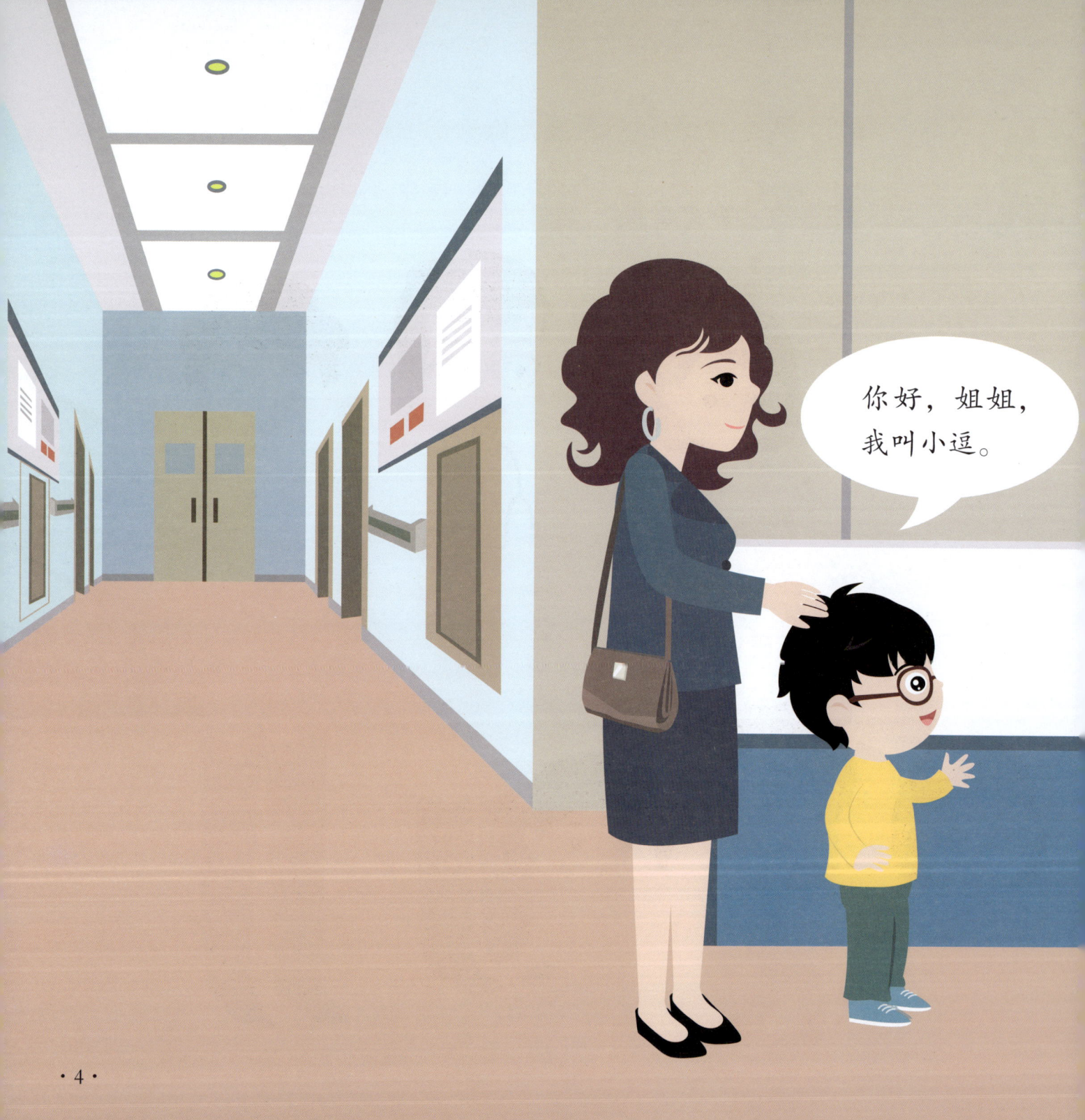

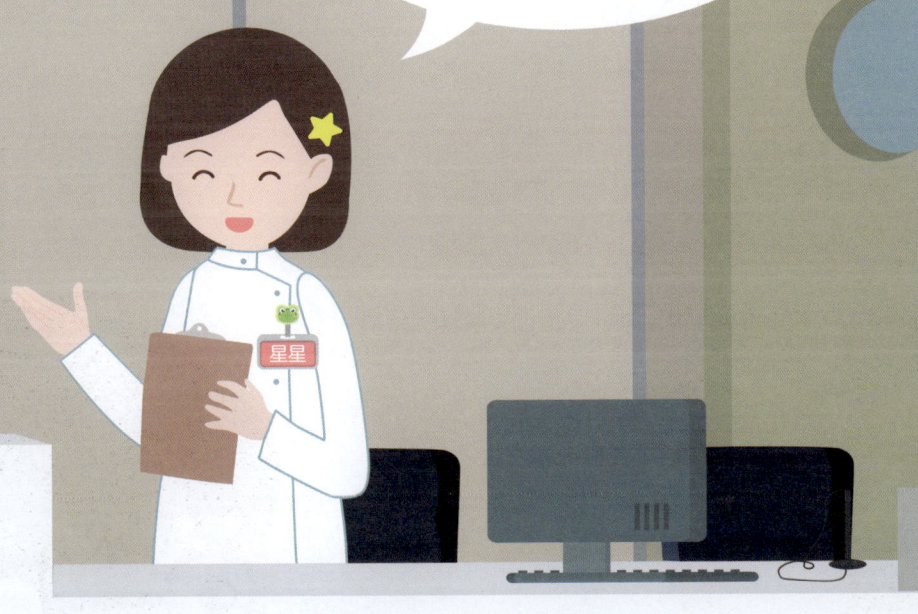

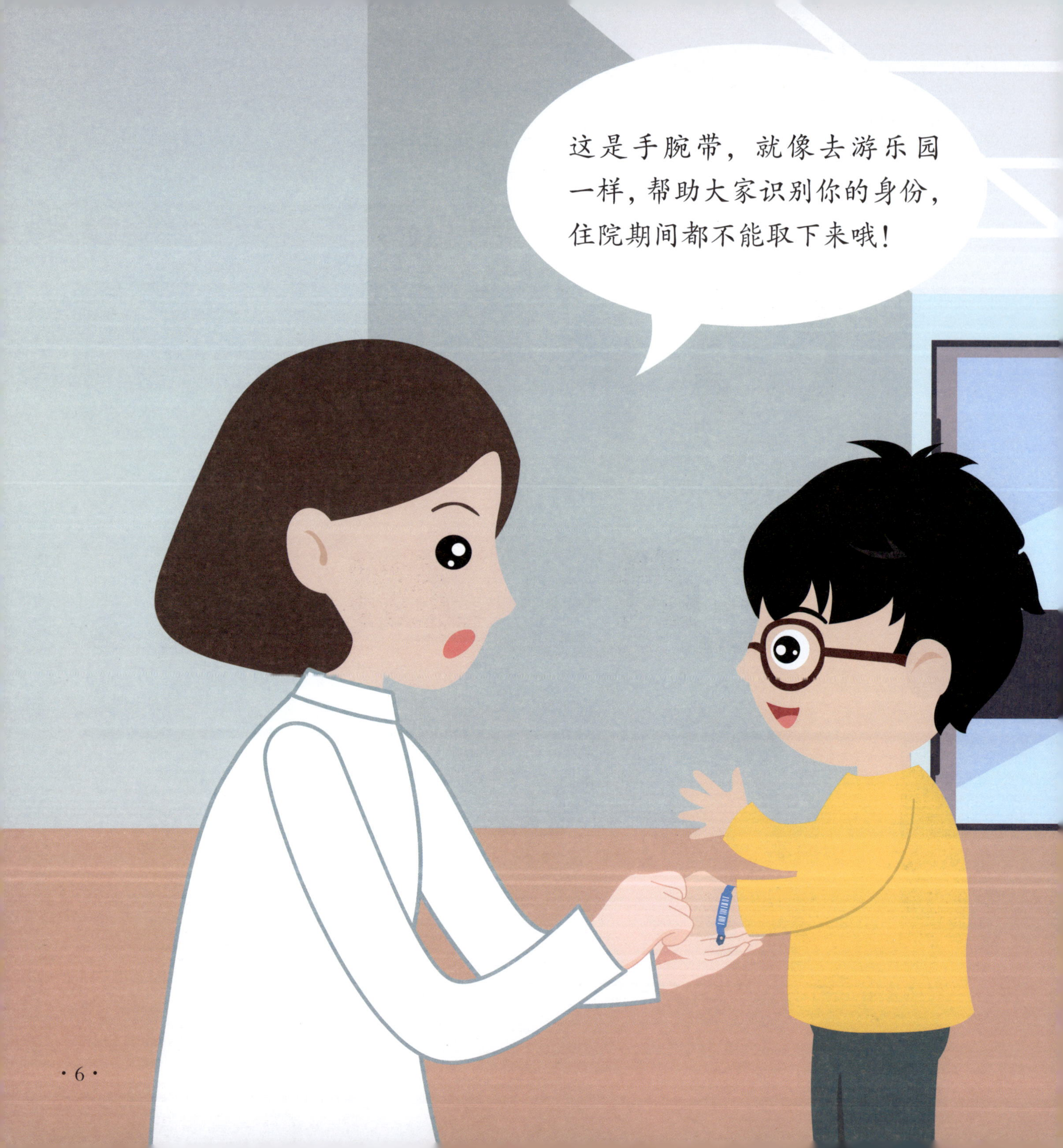

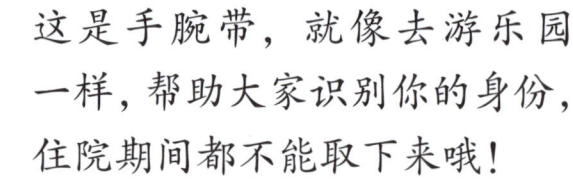

姓名：小逗 住院号：××
年龄：8岁 科室：×××

手腕带：身份识别

手腕带上面有基本信息，如姓名、住院号、年龄、科室……
每次治疗、给药、检查或手术，医生和护士都需要确认患者身份。

使用须知：

- 不怕沾水，戴着手腕带可以洗手洗澡。
- 手腕带损坏或遗失了，可以请护士姐姐重新补一条。
- 住院期间都需要戴着，一直到出院才可以取下哦！

1 测量体温

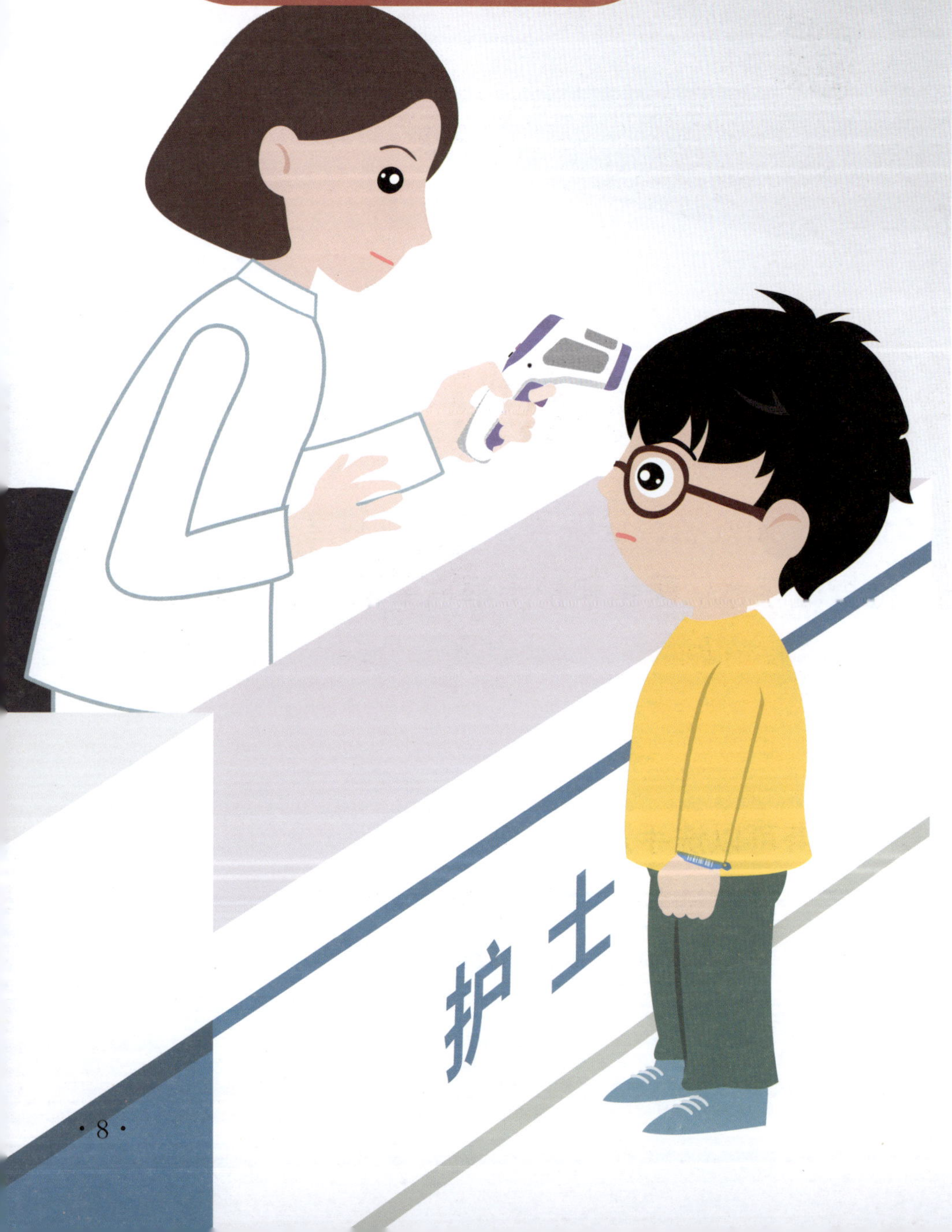

2 测量身高

护士

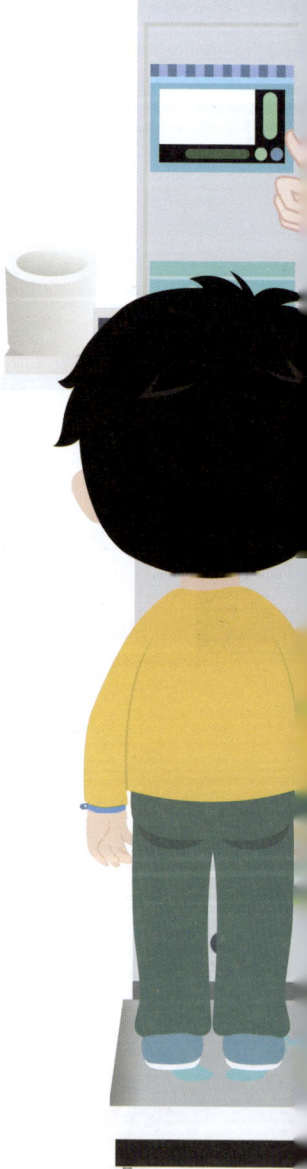

3 测量血压

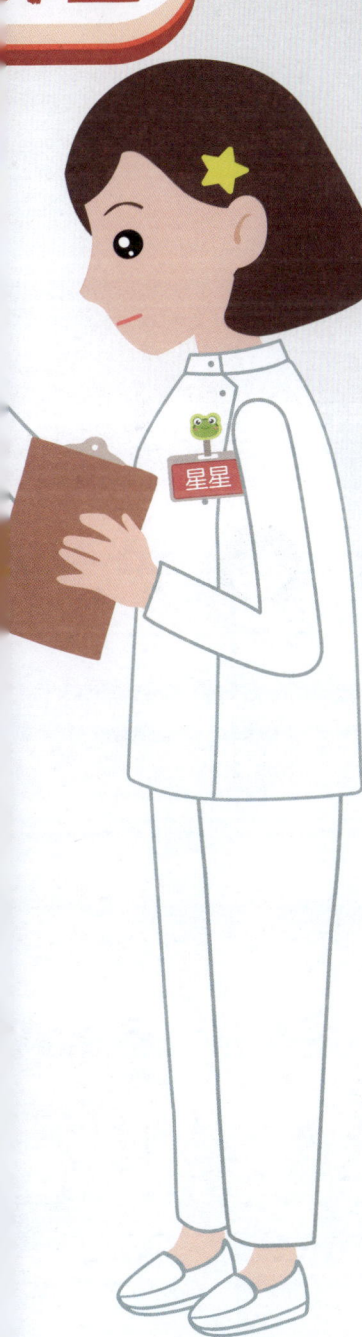

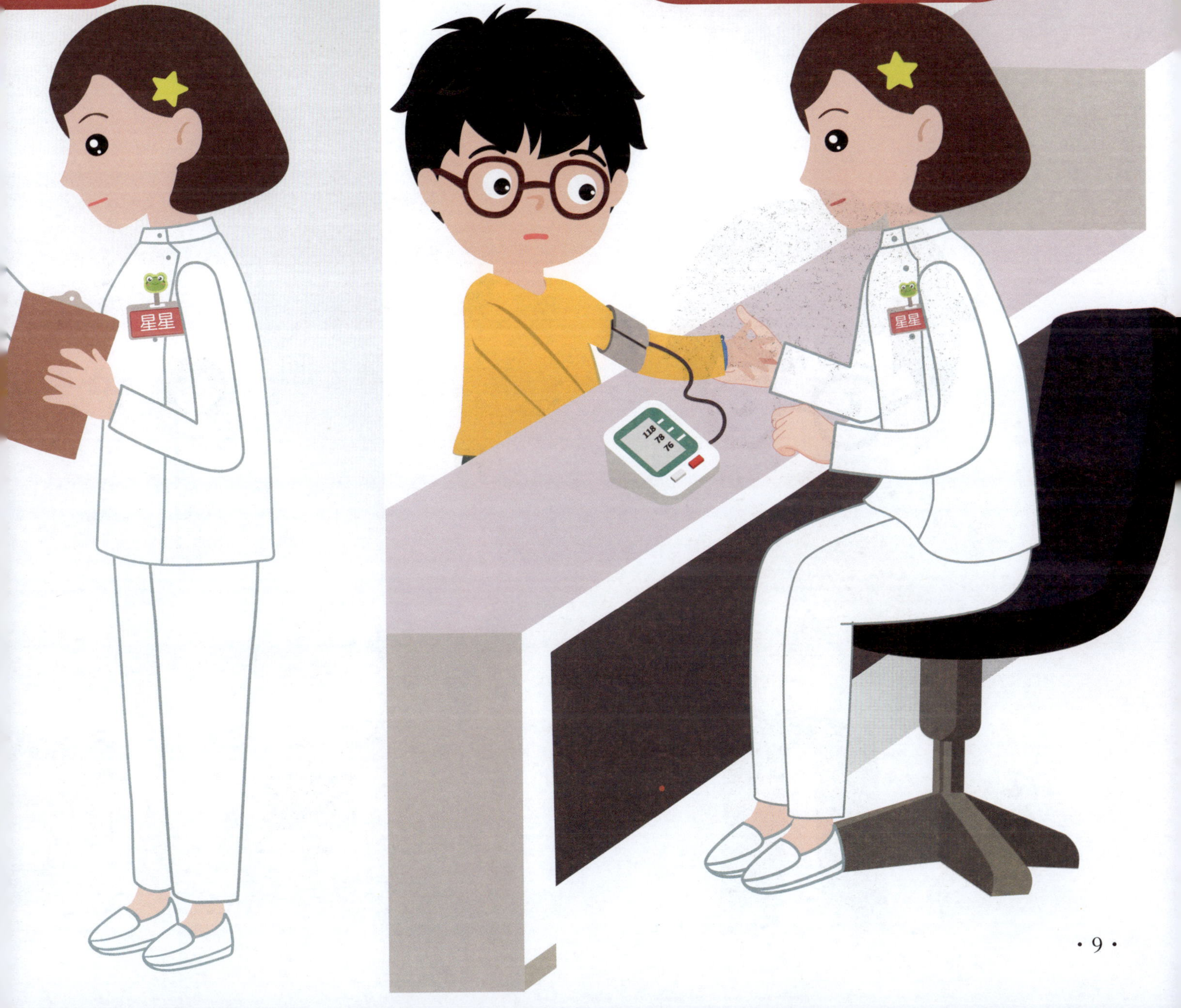

认识住院环境

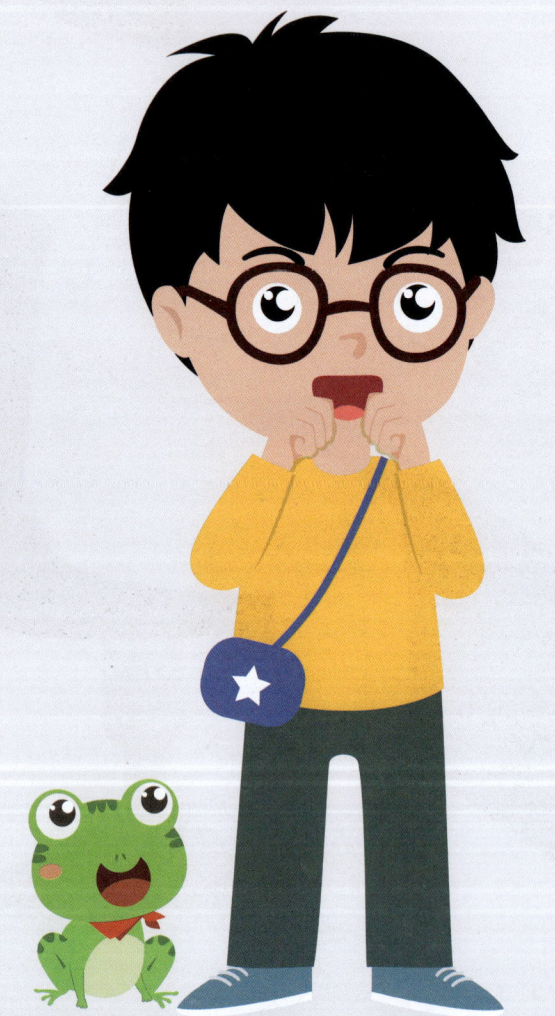

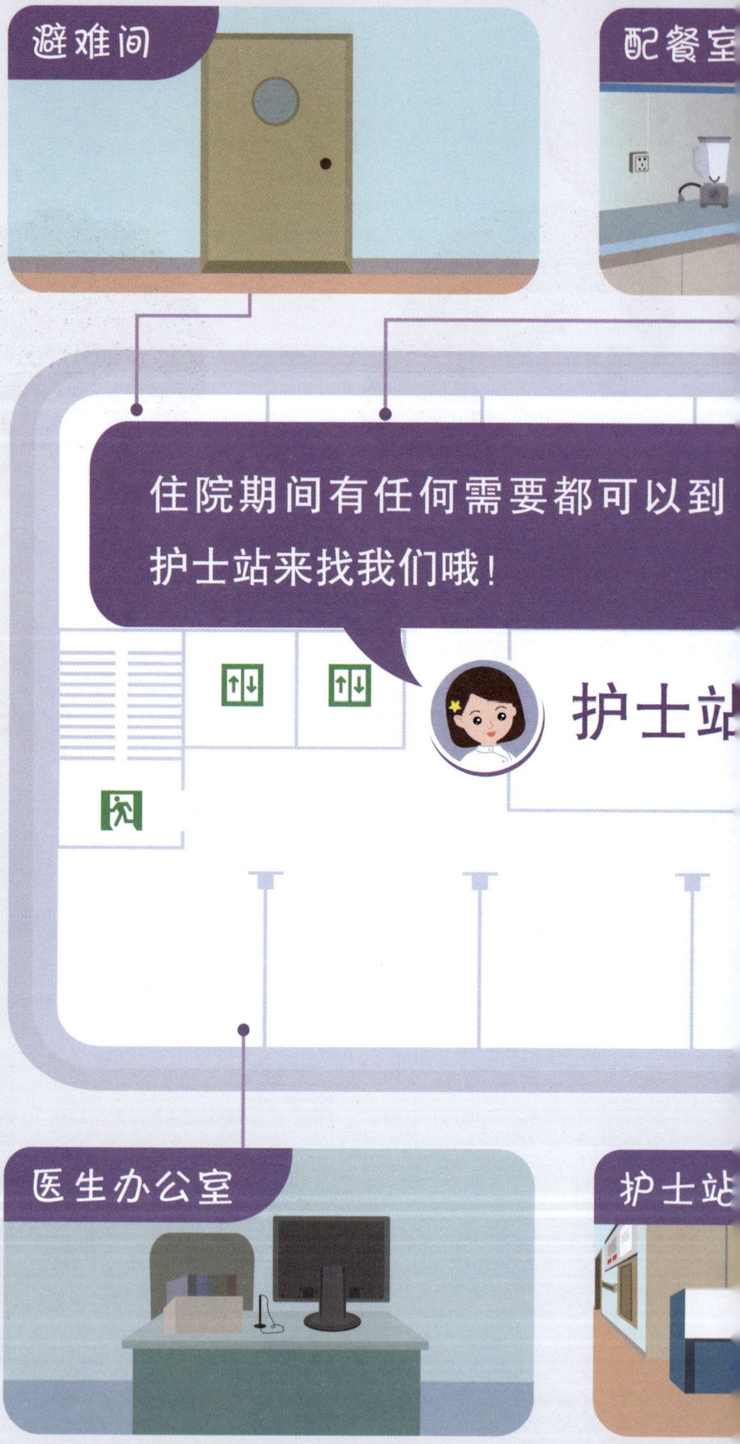

避难间

配餐室

住院期间有任何需要都可以到护士站来找我们哦!

护士站

医生办公室

护士站

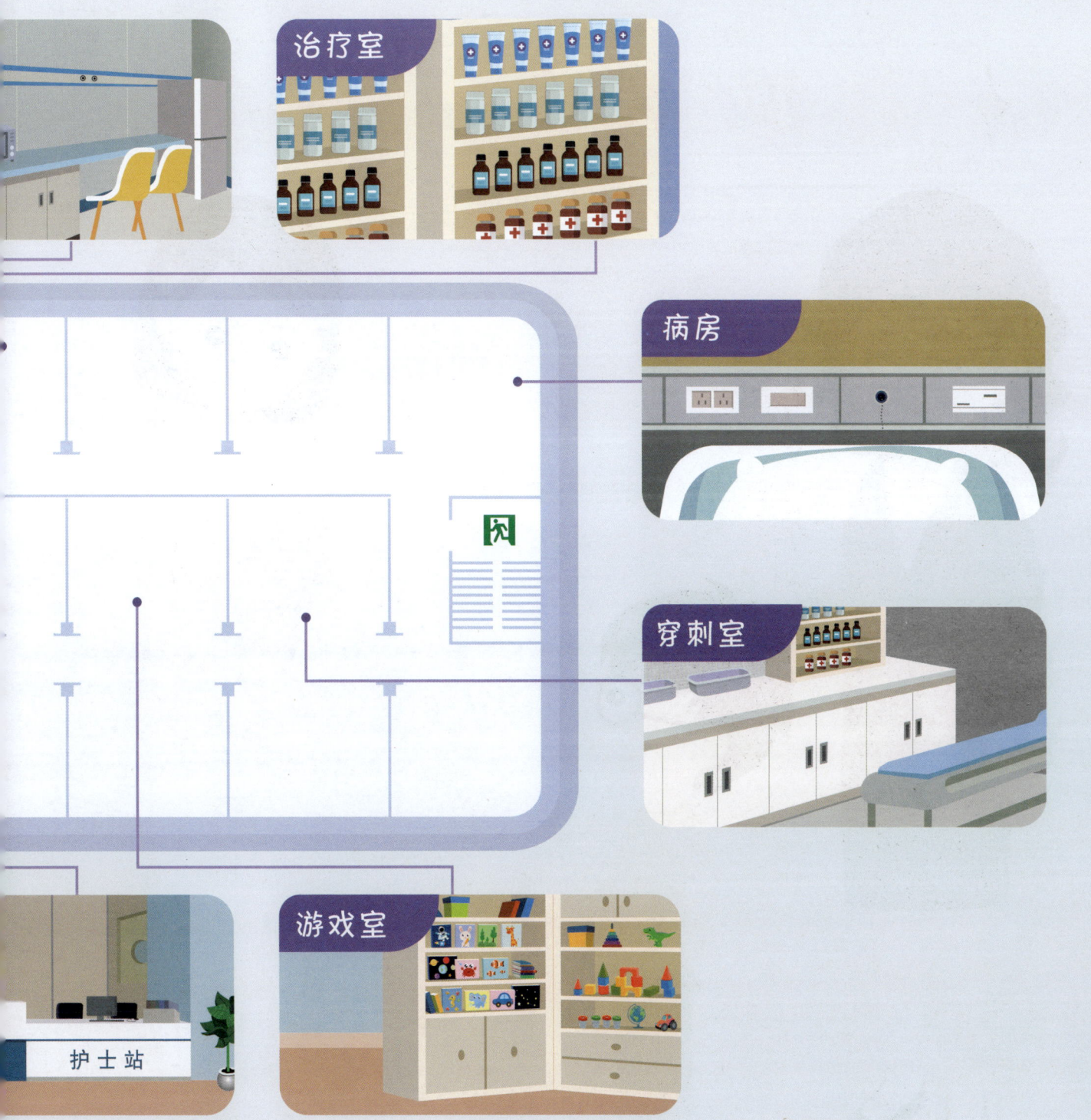

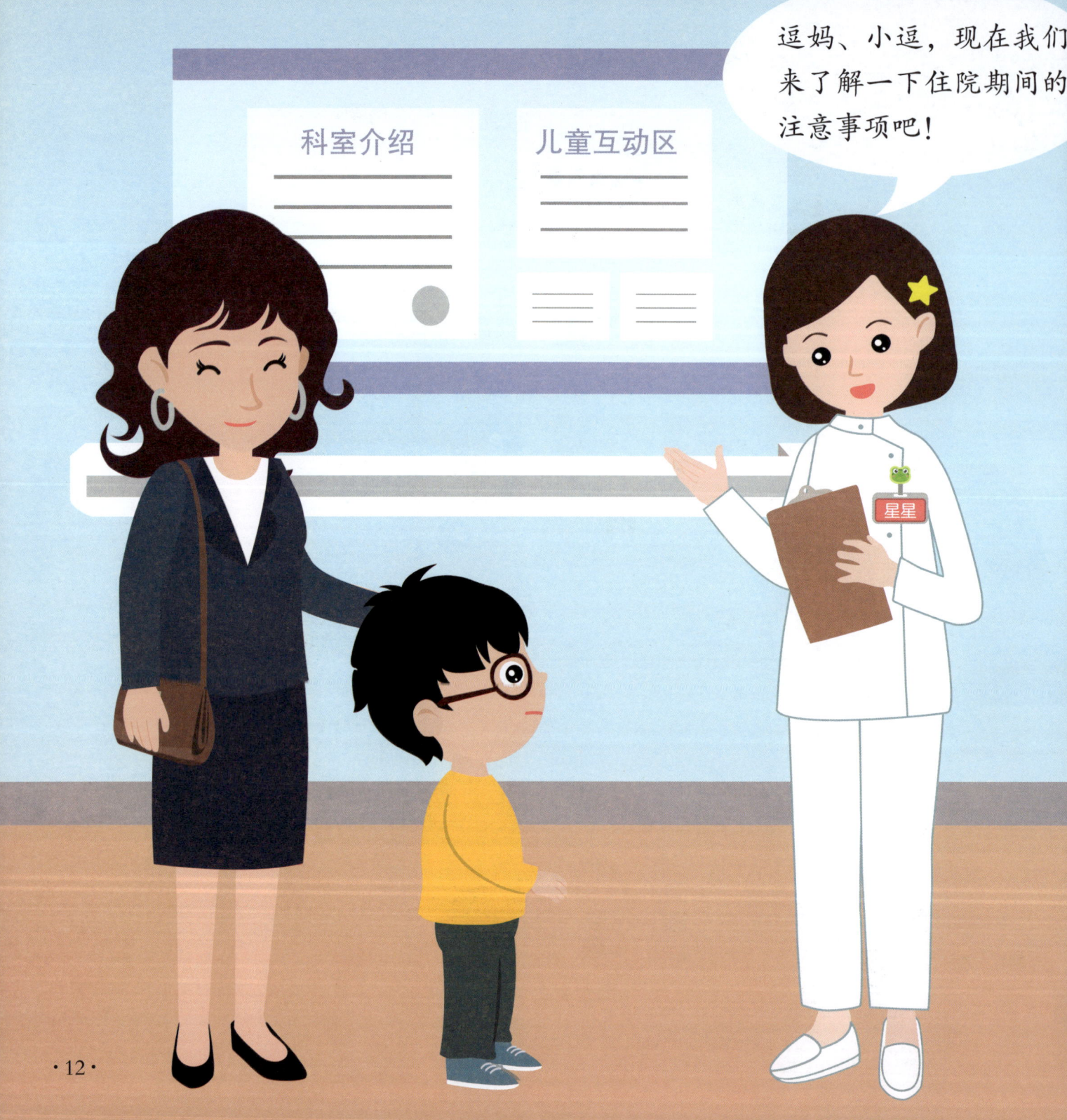

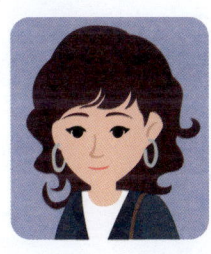
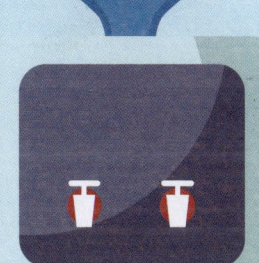
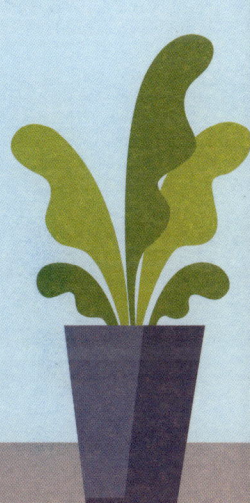

防止跌倒

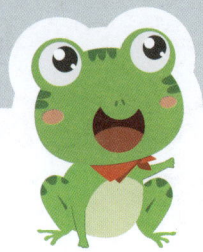

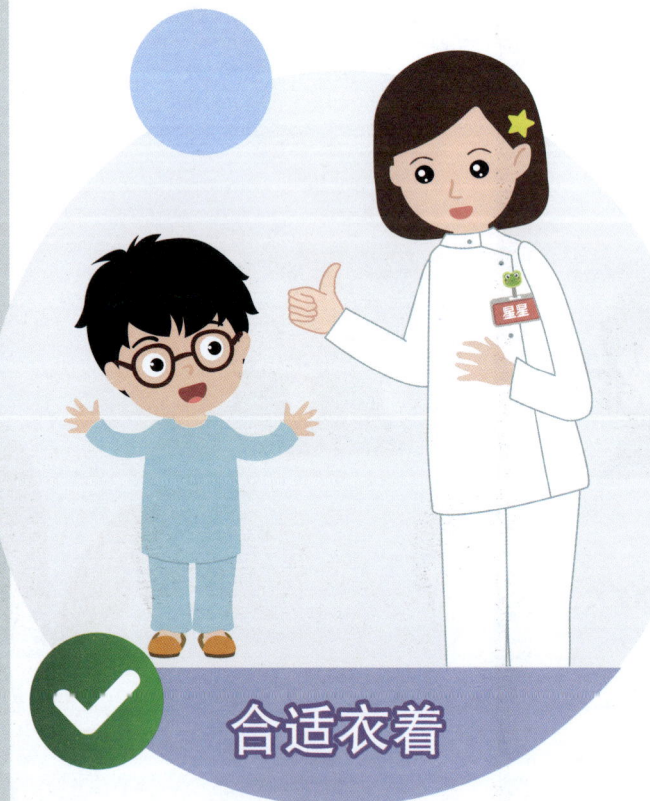

✓ 合适衣着

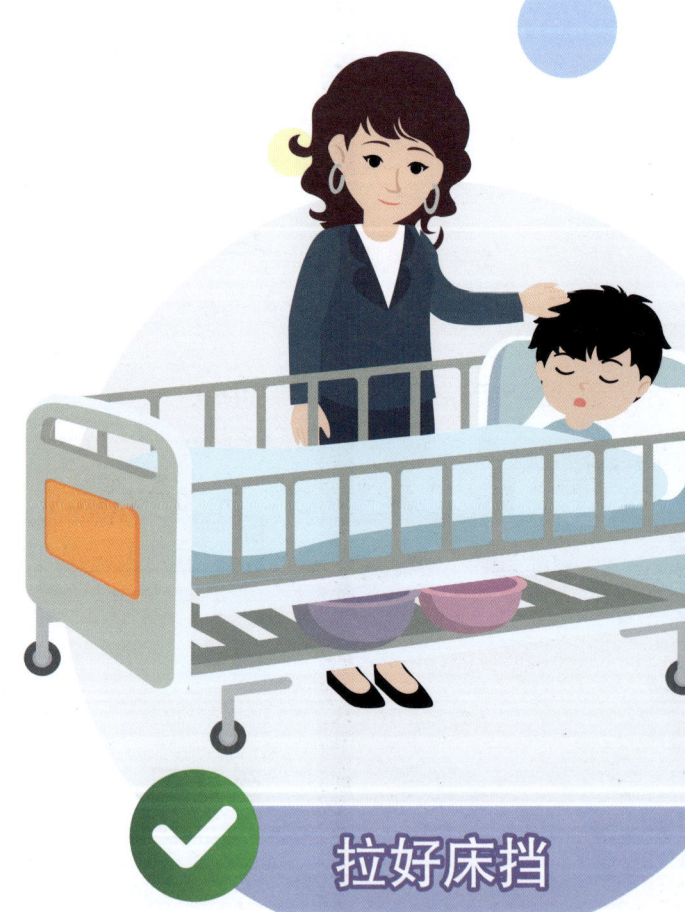

✓ 拉好床挡

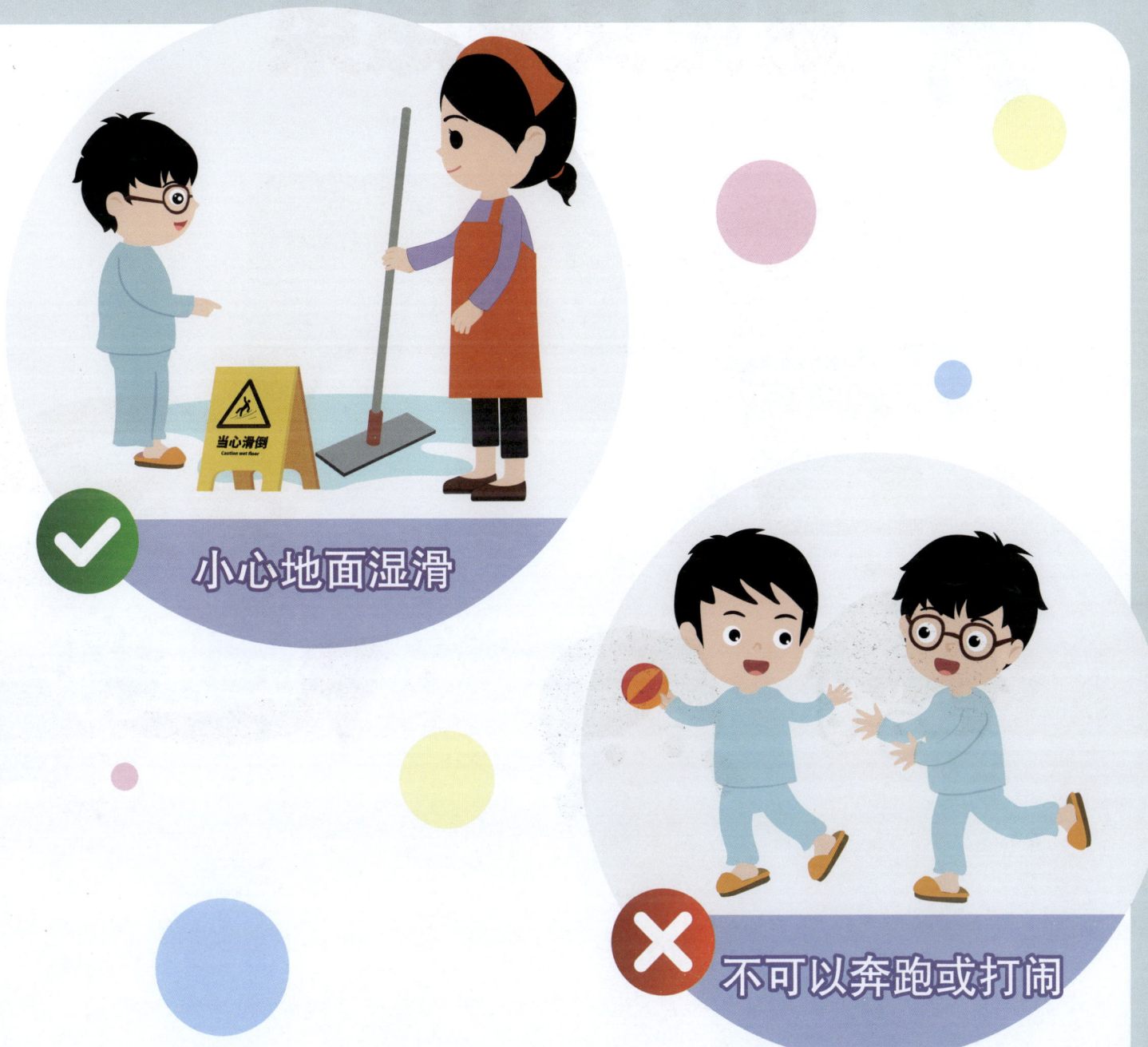

避免交叉感染

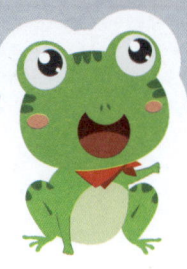

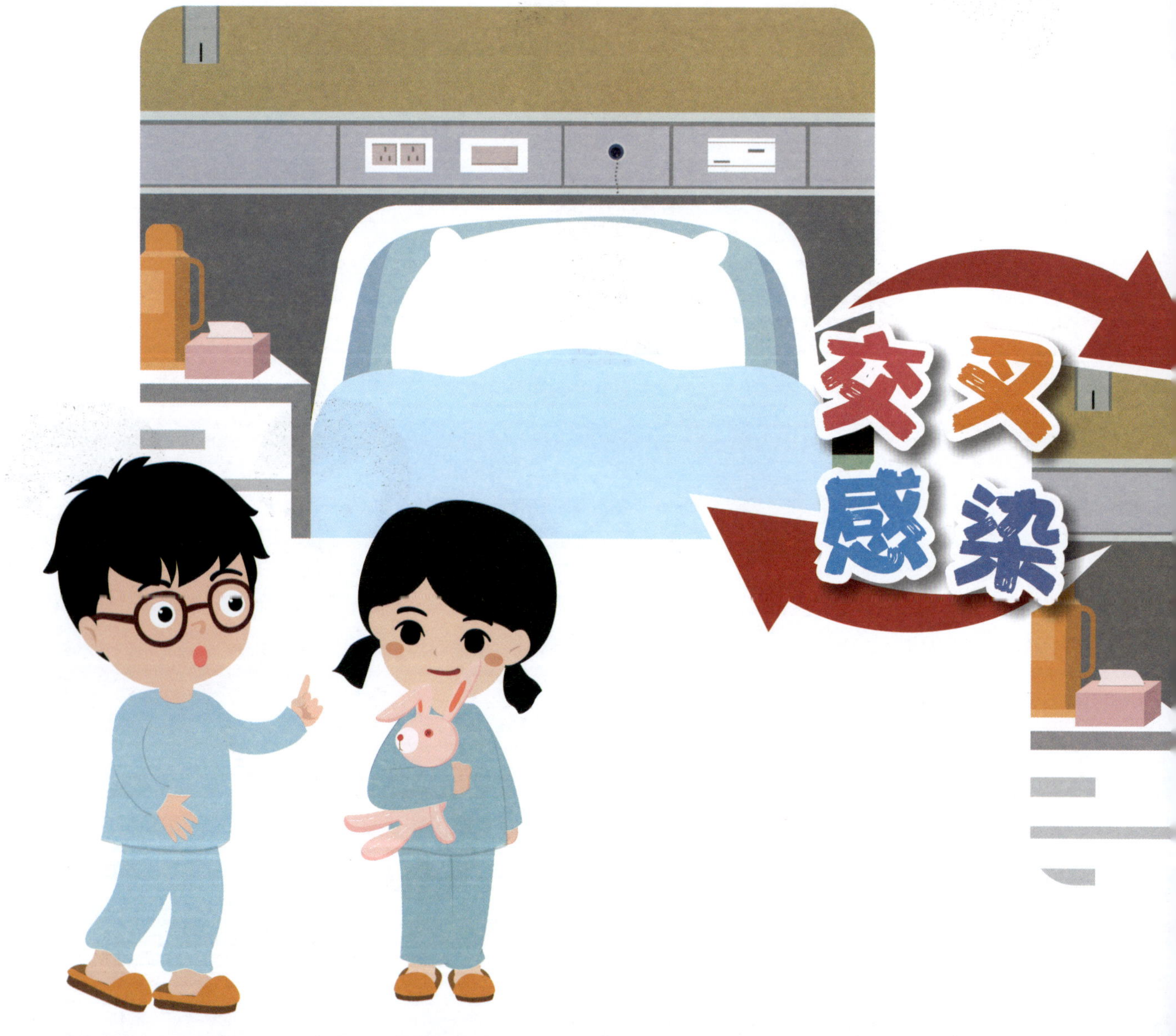

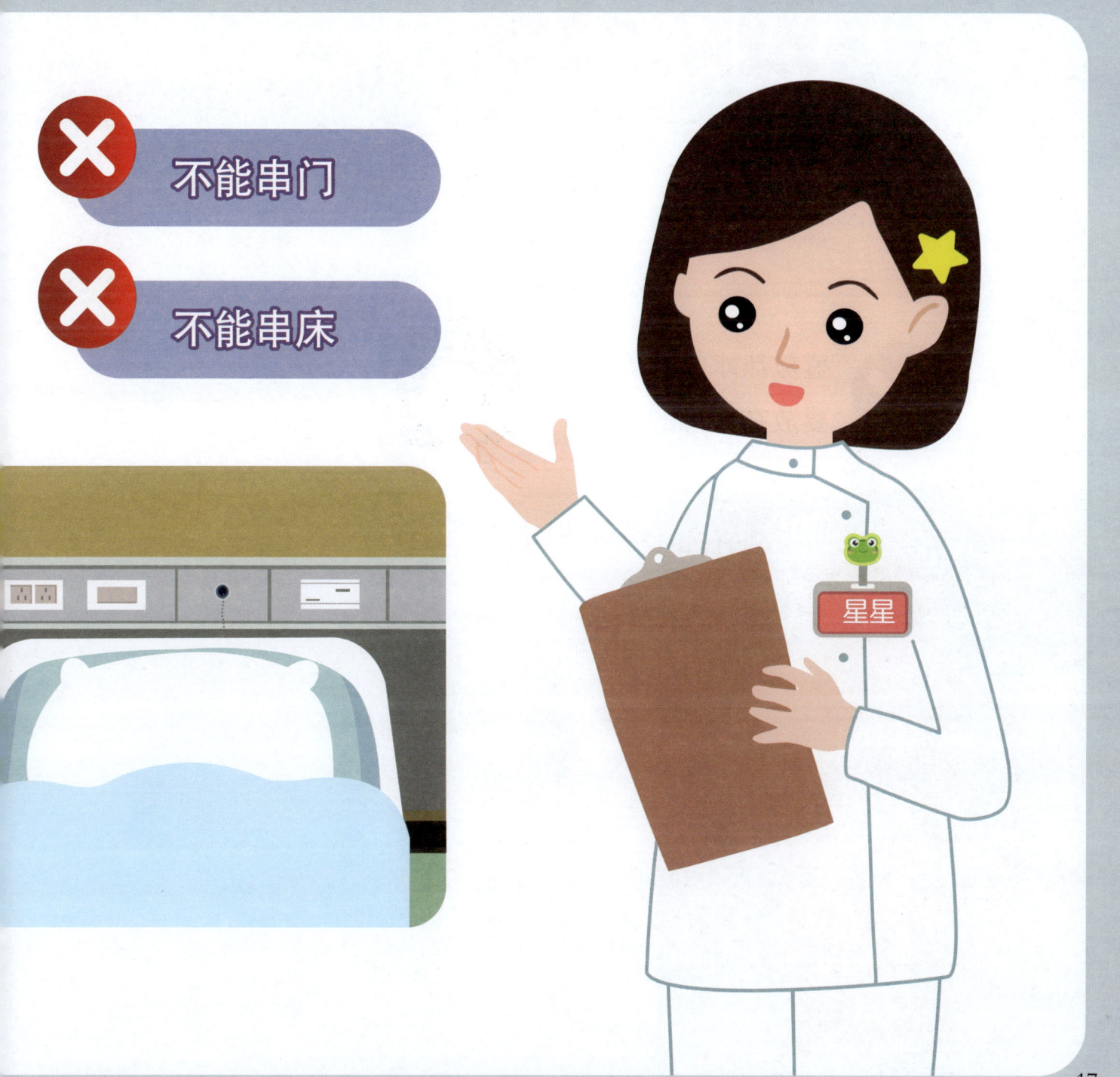

预防烫伤

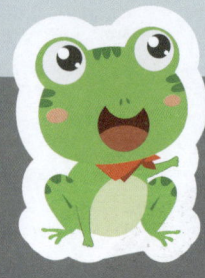

 盛放热水的容器要放在正确的位置。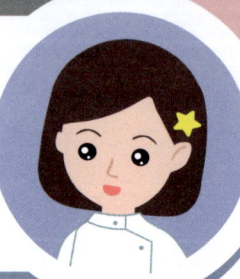

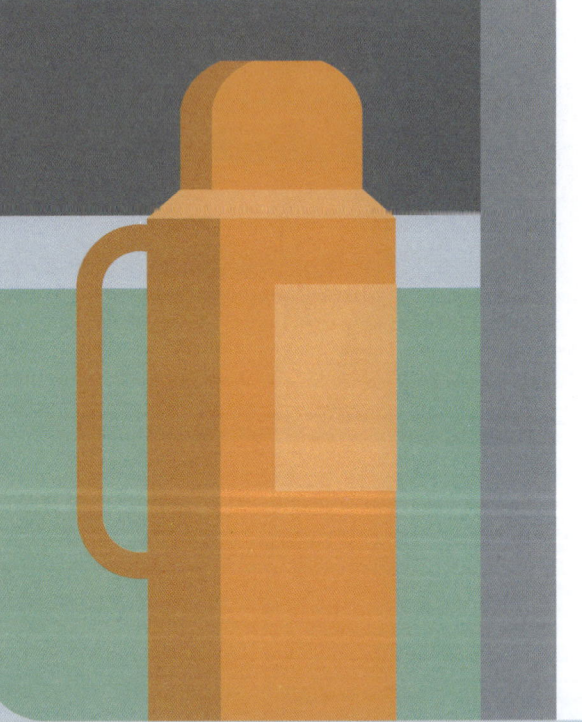

使用热水要用小口有盖的容器，防止烫伤。

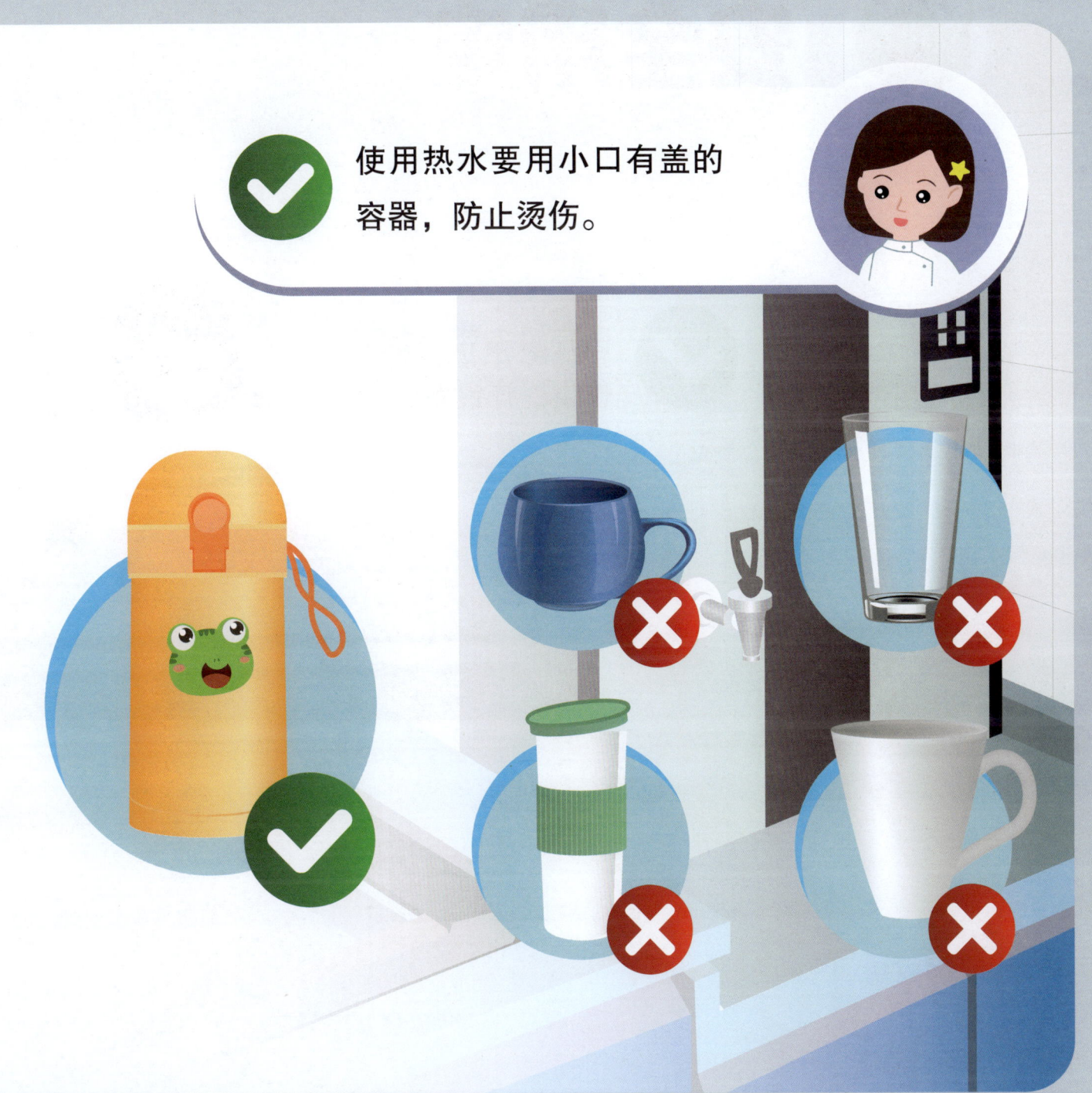

安全用电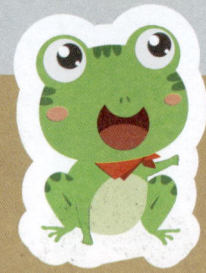

 医疗设备带上的电源仅供医疗设备使用。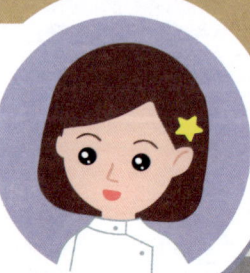

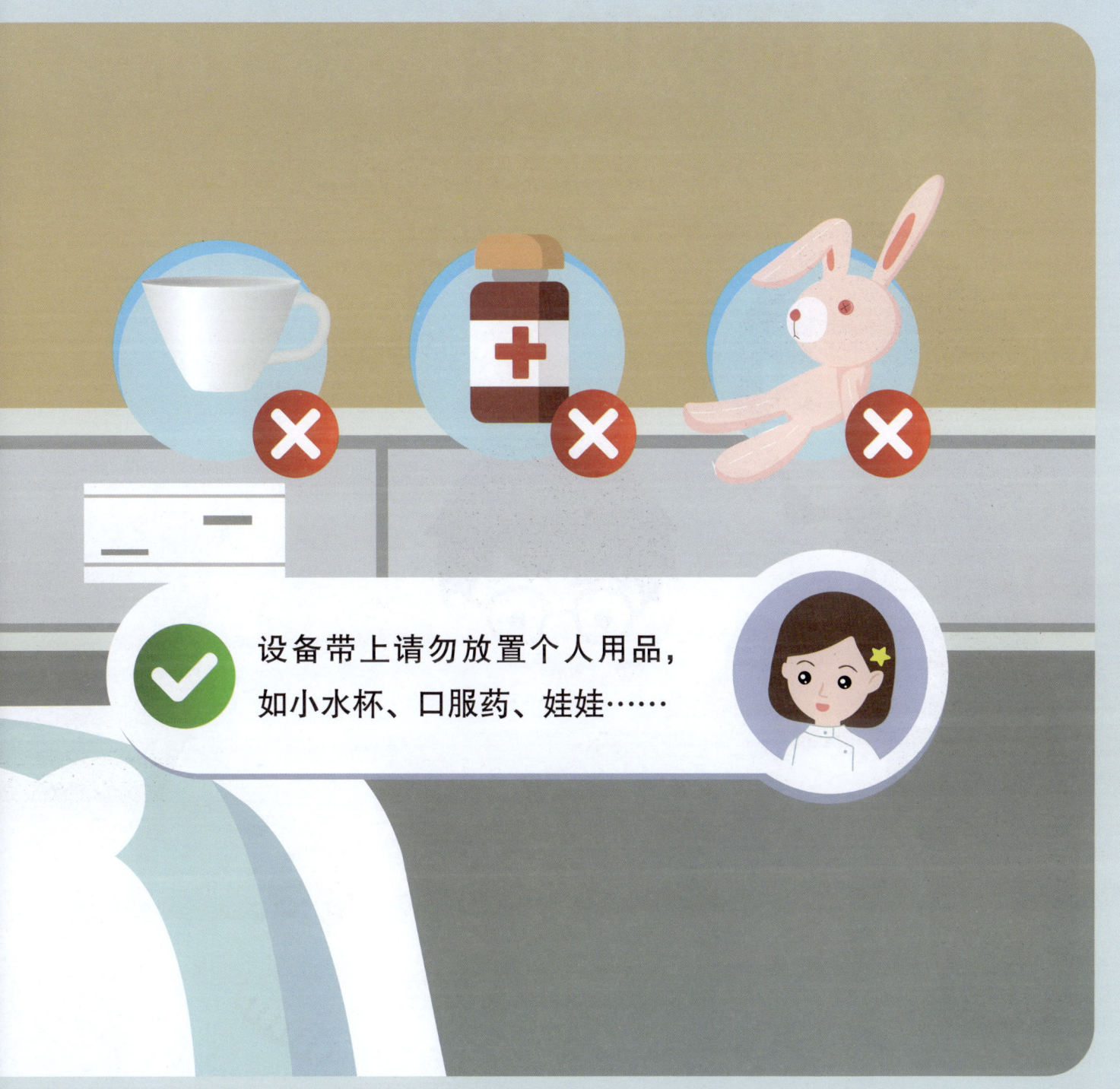

预防呛咳

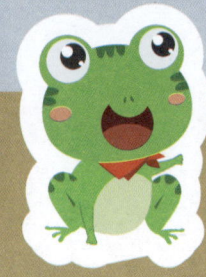

小逗一边玩玩具一边吃饭。

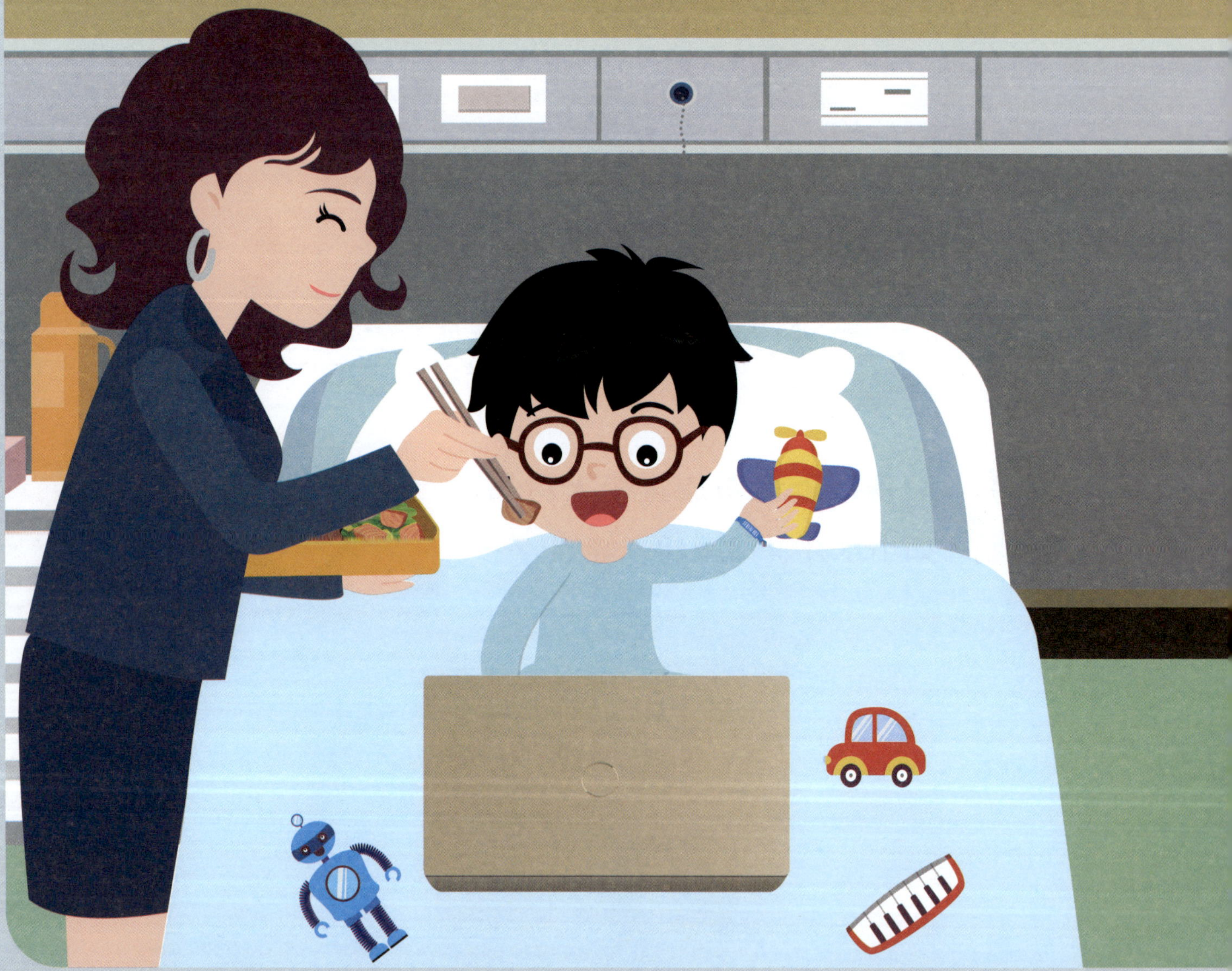

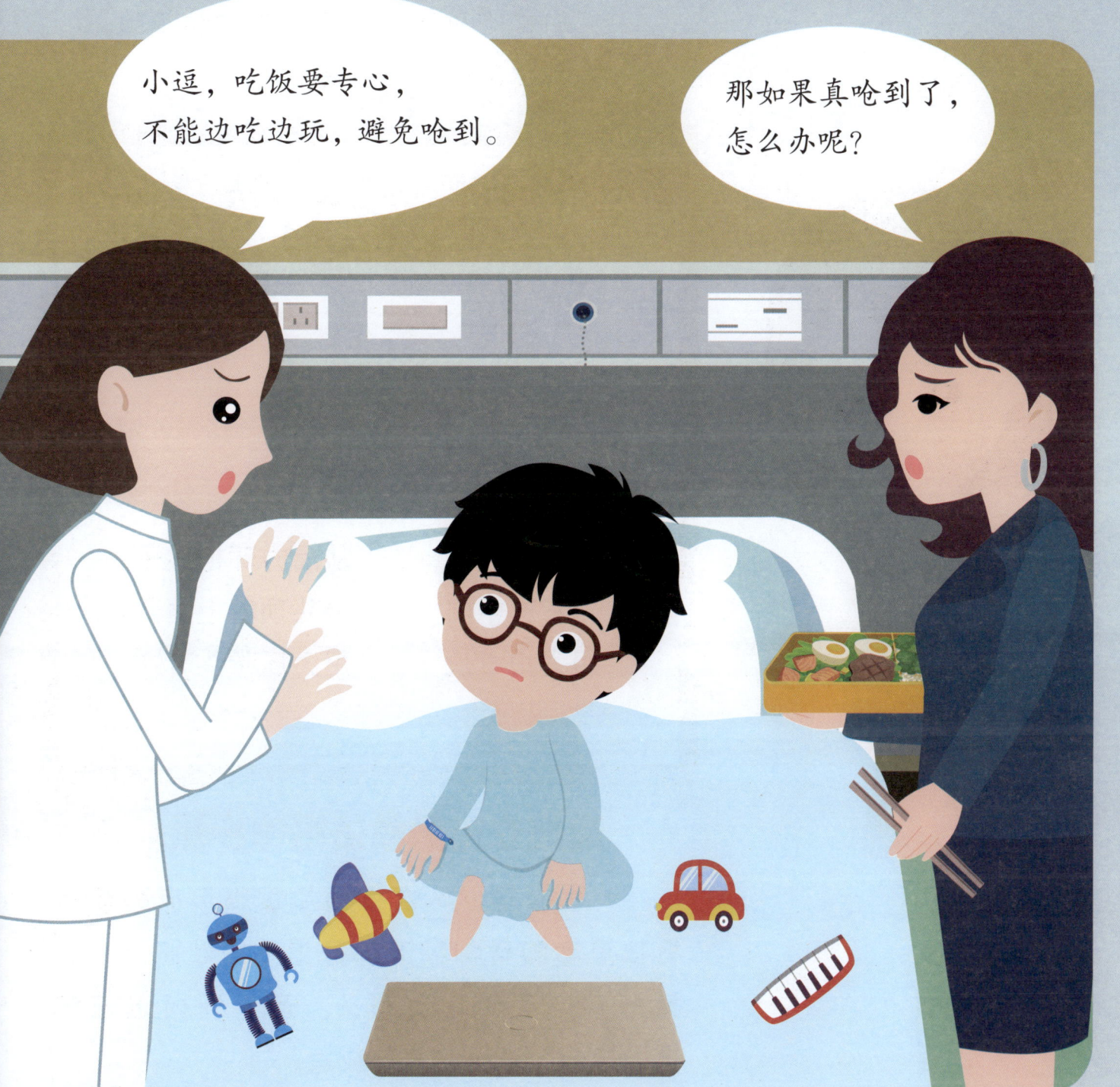

如果吃东西的过程中被食物呛到，要立即请医生和护士来处理。

海姆立克急救法

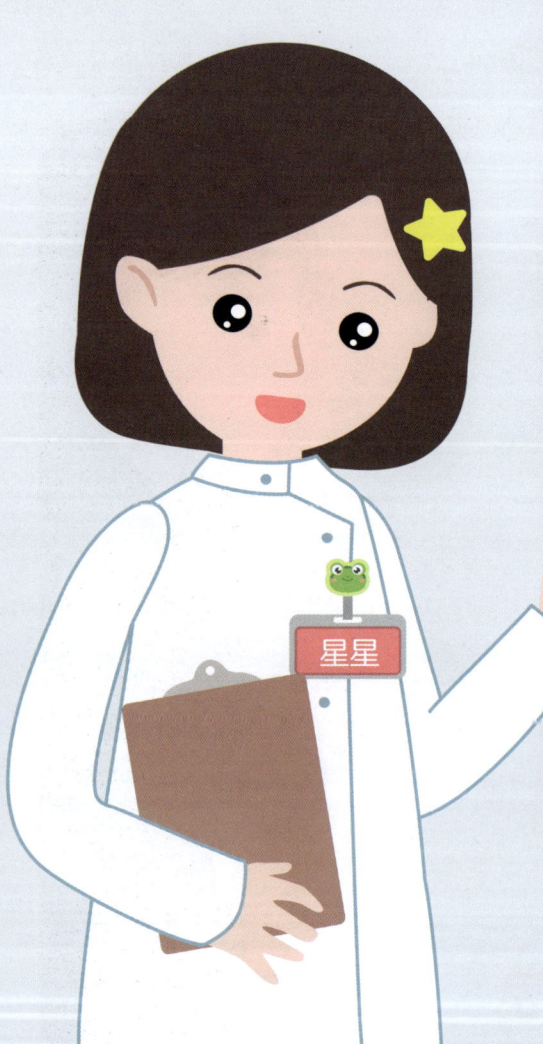

一岁以下	一岁以上
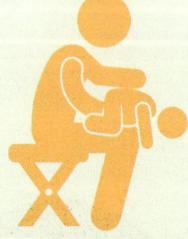	
孩子脸朝下，朝背部中间用力拍5次	从后方环抱孩子，拳头顶着上腹部用力压拳头5次

海姆立克急救法操作步骤：

一手握拳，以大拇指与食指形成的拳眼抵住患者胸骨剑突下的位置（约肚脐上方）另一手以掌心包覆拳头。两手同时迅速朝患者后上方推挤，重复数次。

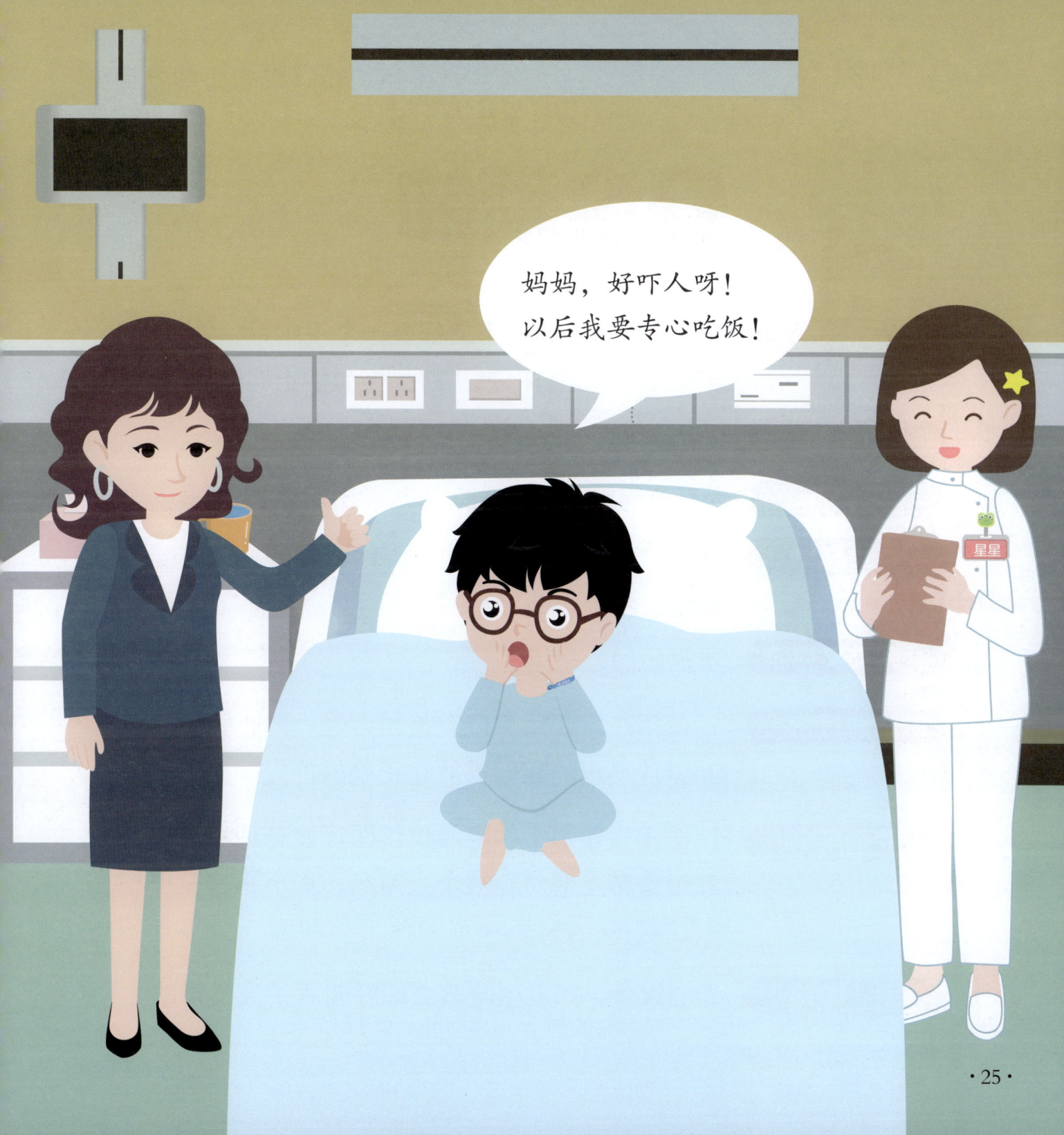

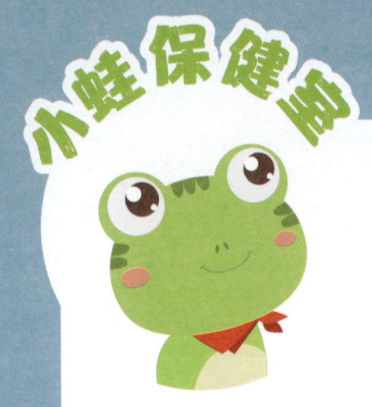

安全须知

手腕带 每位住院的小朋友手上都有一个手腕带，在治疗、给药、检查之前用来帮助医生和护士确认身份。

护士站 有需要可以到这里找护士帮忙。

陪护证 因检查等需要，出入病区时需出示陪护证。

防止跌倒 合适衣着；拉好床挡；小心地面湿滑；不可以奔跑或打闹。

避免交叉感染 不能串门、串床。

预防烫伤
1. 使用热水要用小口有盖的容器，防止烫伤。
2. 盛放热水的容器要放在正确的位置。

安全用电
1. 医疗设备带上的电源仅供医疗设备使用。
2. 设备带上请勿存放个人用品，如小水杯、口服药、娃娃……

防止呛咳 专心饮食，如发生呛咳立即呼叫医护人员帮助。

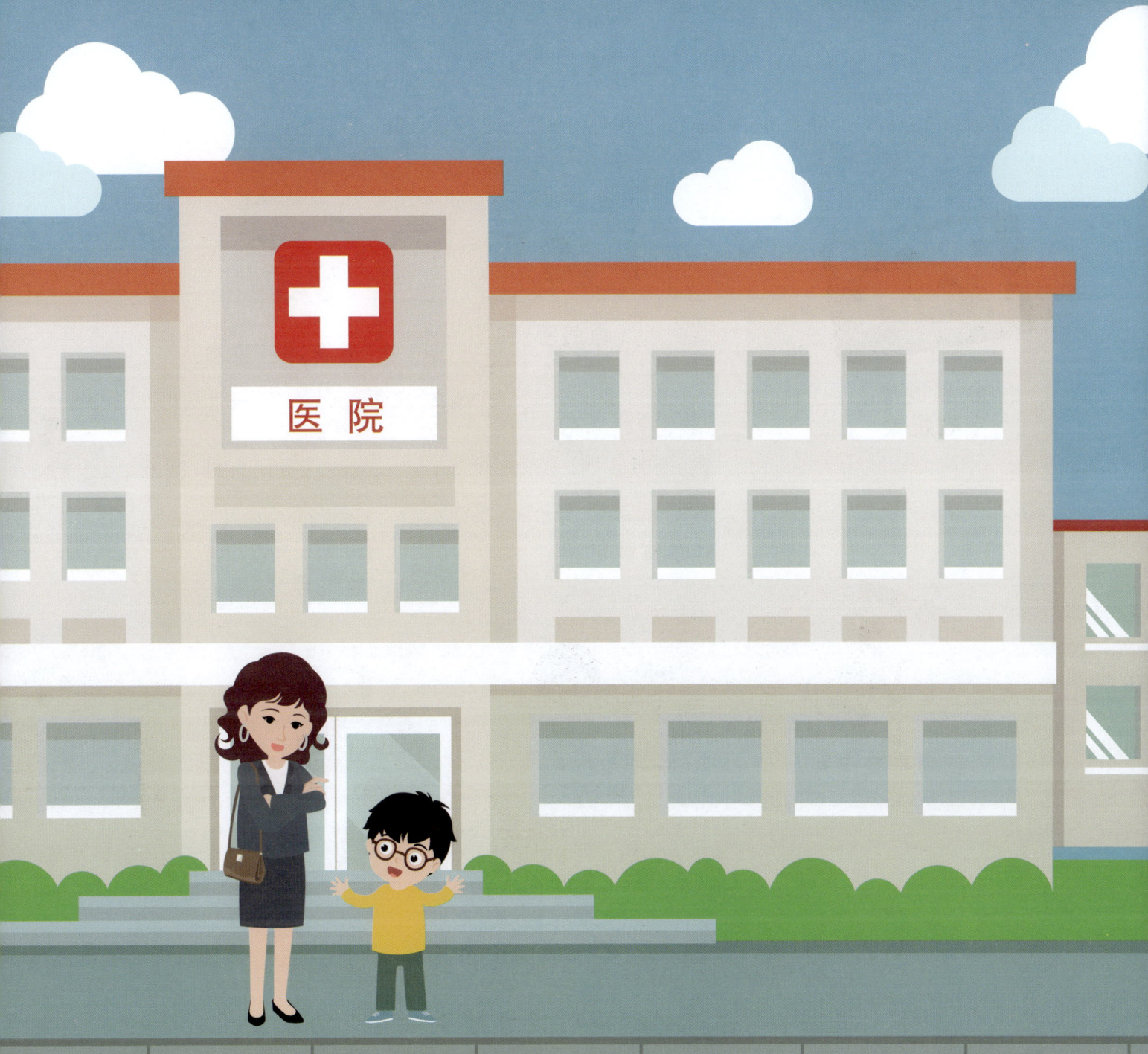

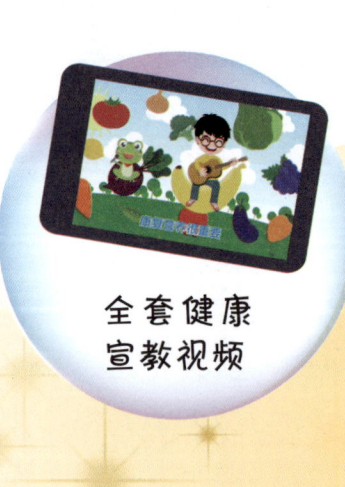
全套健康宣教视频

勇气存折

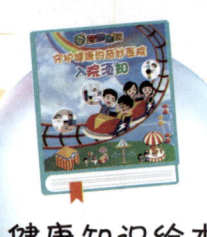
健康知识绘本

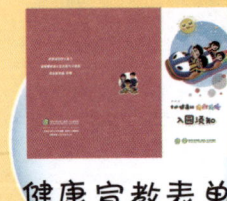
健康宣教表单

勇气球

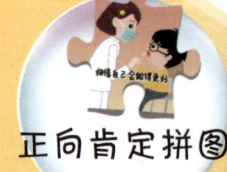
正向肯定拼图

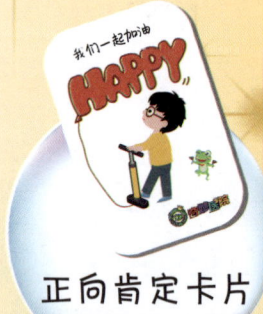
正向肯定卡片

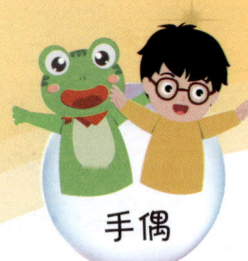
手偶

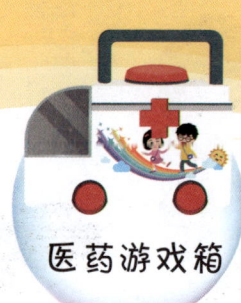
医药游戏箱

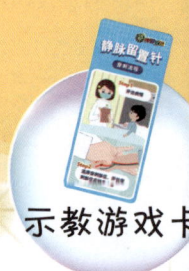
示教游戏卡

让我们一起帮助孩子克服对医院的焦虑和恐惧，提高治疗依从性的同时完成健康教育，协助孩子在医疗过程中建立自信。

儿童医疗辅导游戏包

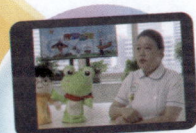
教学视频

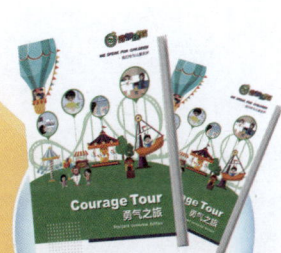
治疗话术汇编

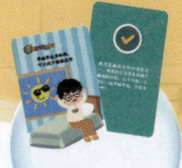
问答扑克牌

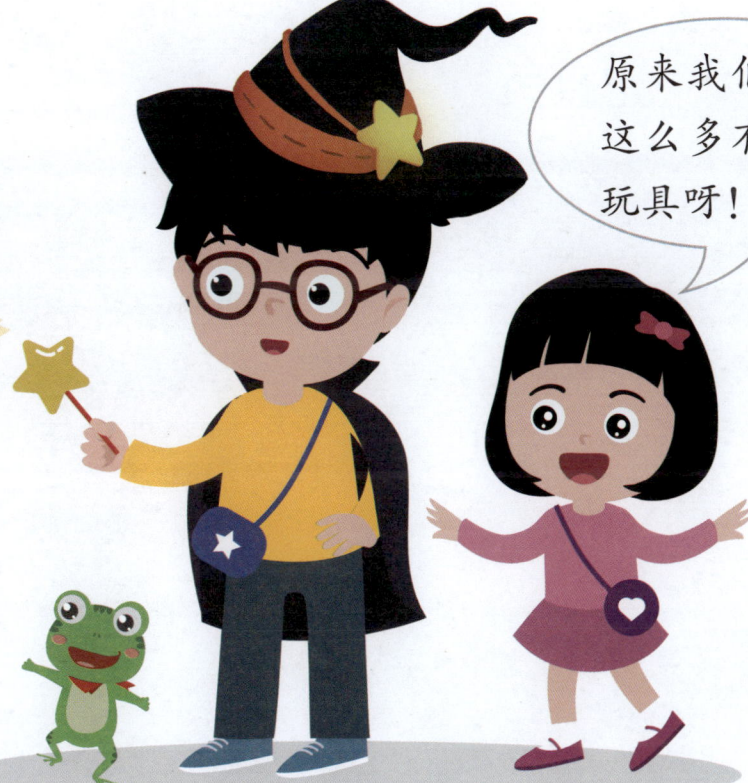

原来我们还有这么多有趣的玩具呀!

守护健康的奇幻乐园
神奇的摄影棚

儿童医疗辅导专业组编委会 主编

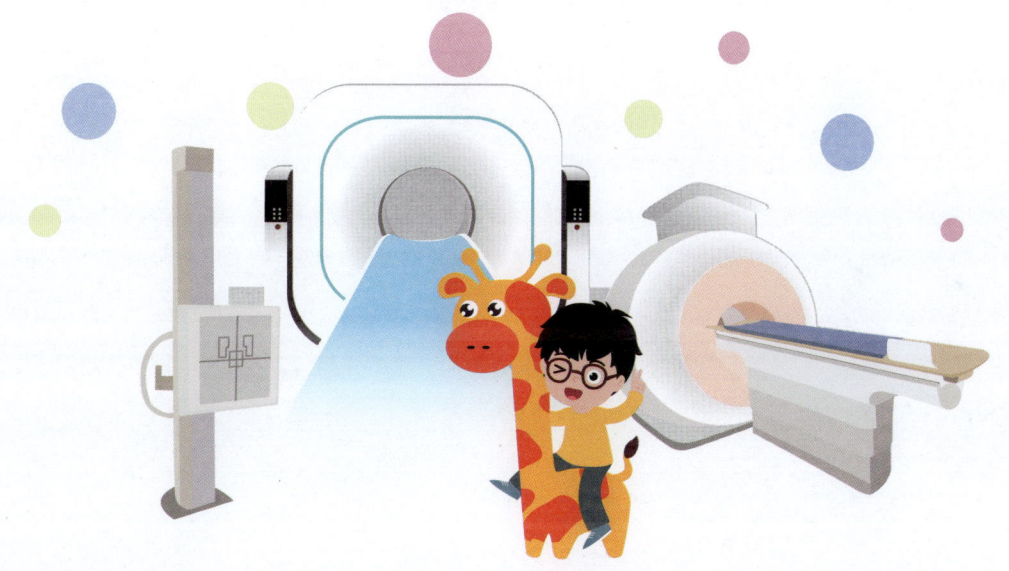

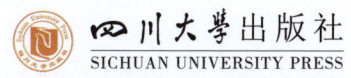

儿童医疗辅导专业组编委会

（排名不分先后）

主　　任：赵秀芳　车　慧

副主任：胡　娟　康冰瑶　马晶晶　刘　玲　罗　丹
　　　　李信仪　胡宥纶　李　旻　许晋祯

委　　员：王　韵　刘　雪　刘　娟

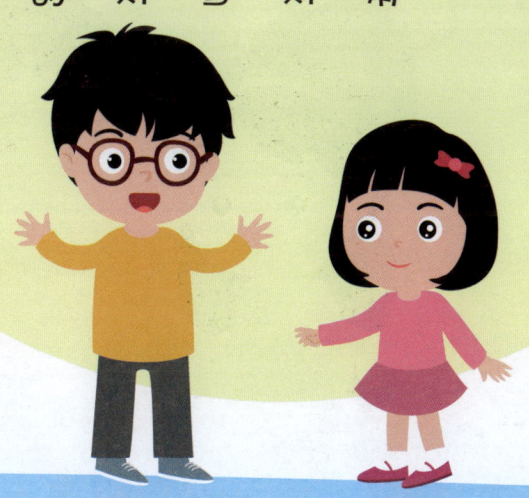

人物介绍

- 逗爸
- 逗妈
- 文文
- 小华
- 小逗
- 小蛙

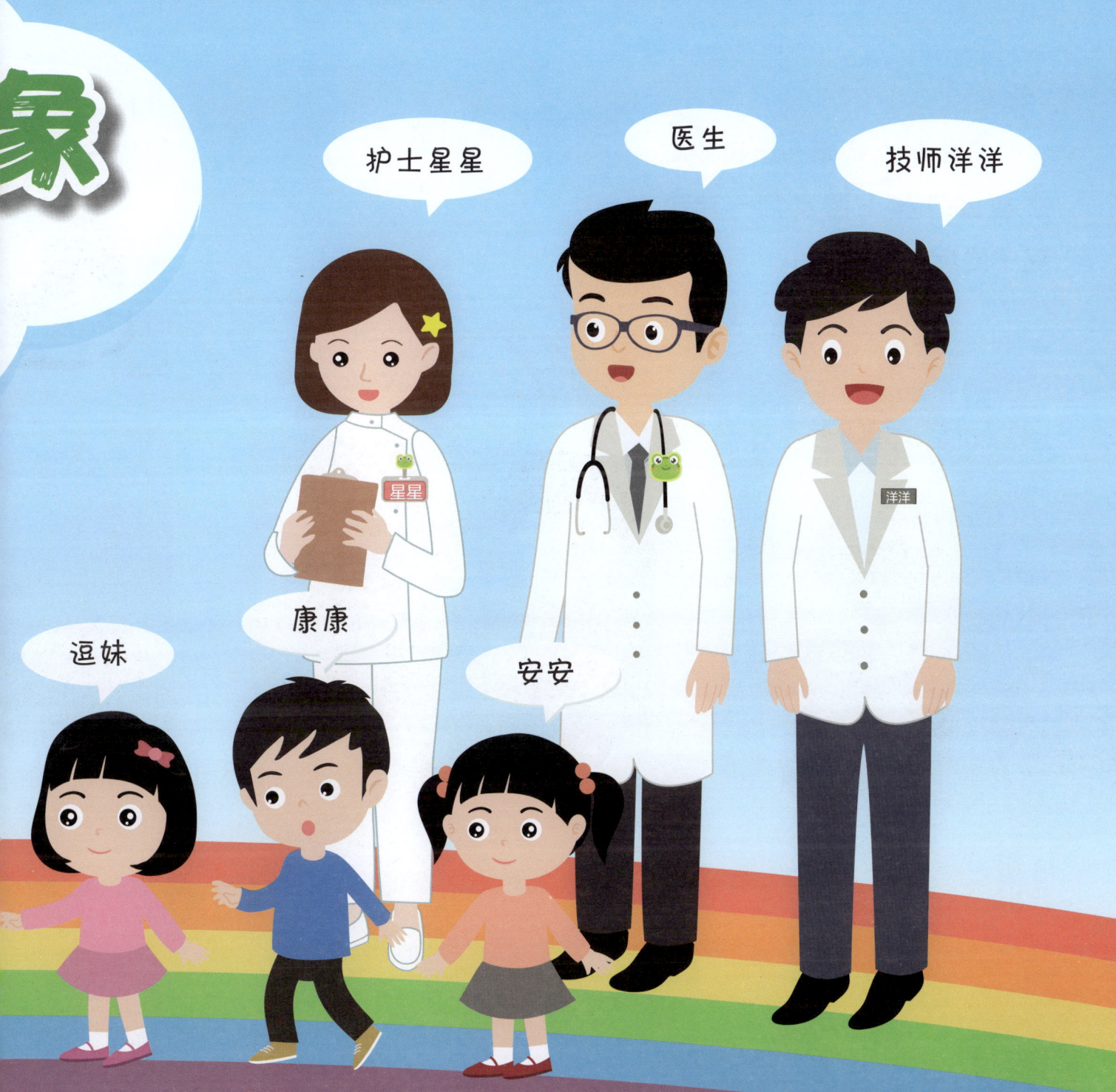

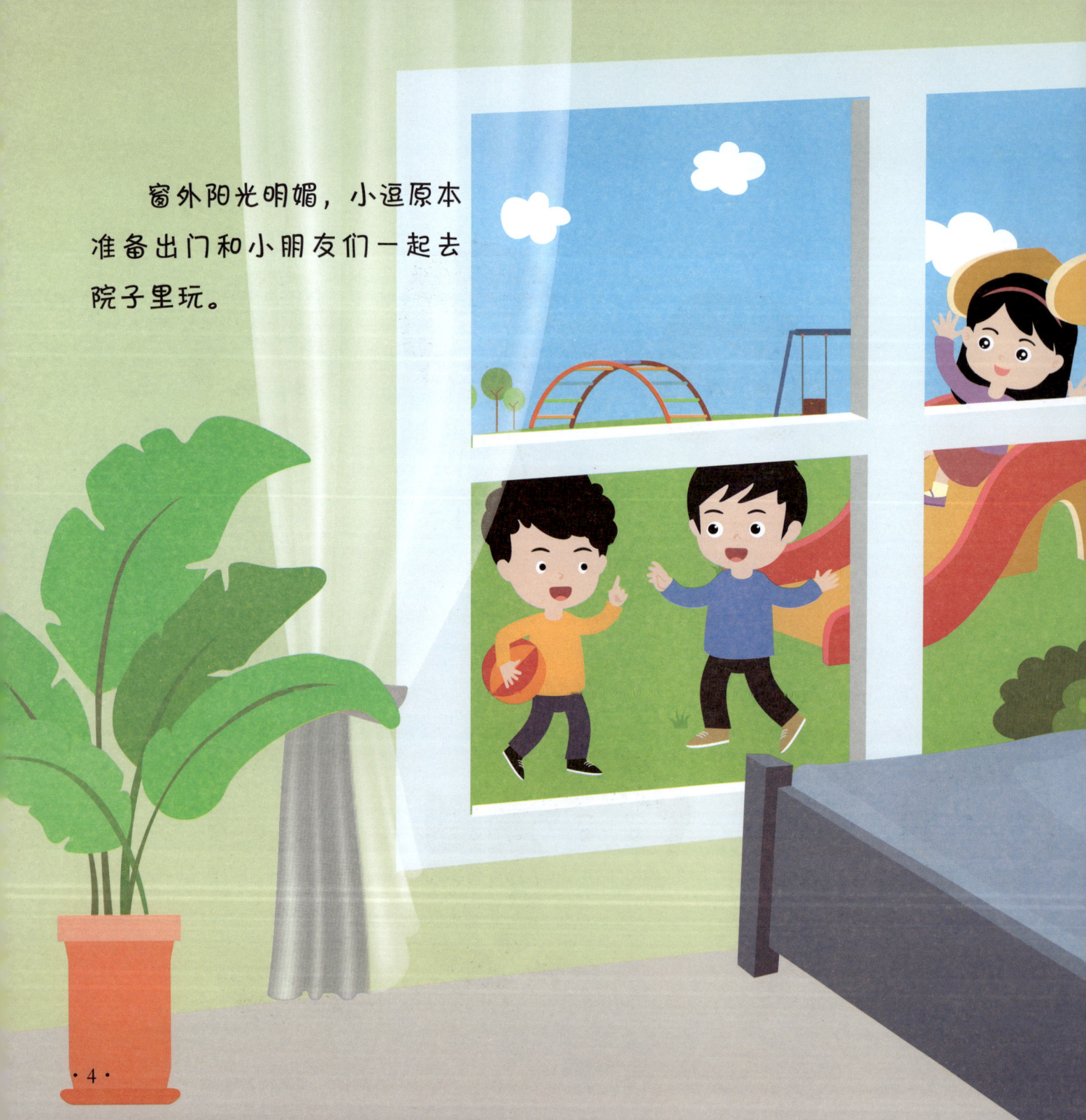

窗外阳光明媚,小逗原本准备出门和小朋友们一起去院子里玩。

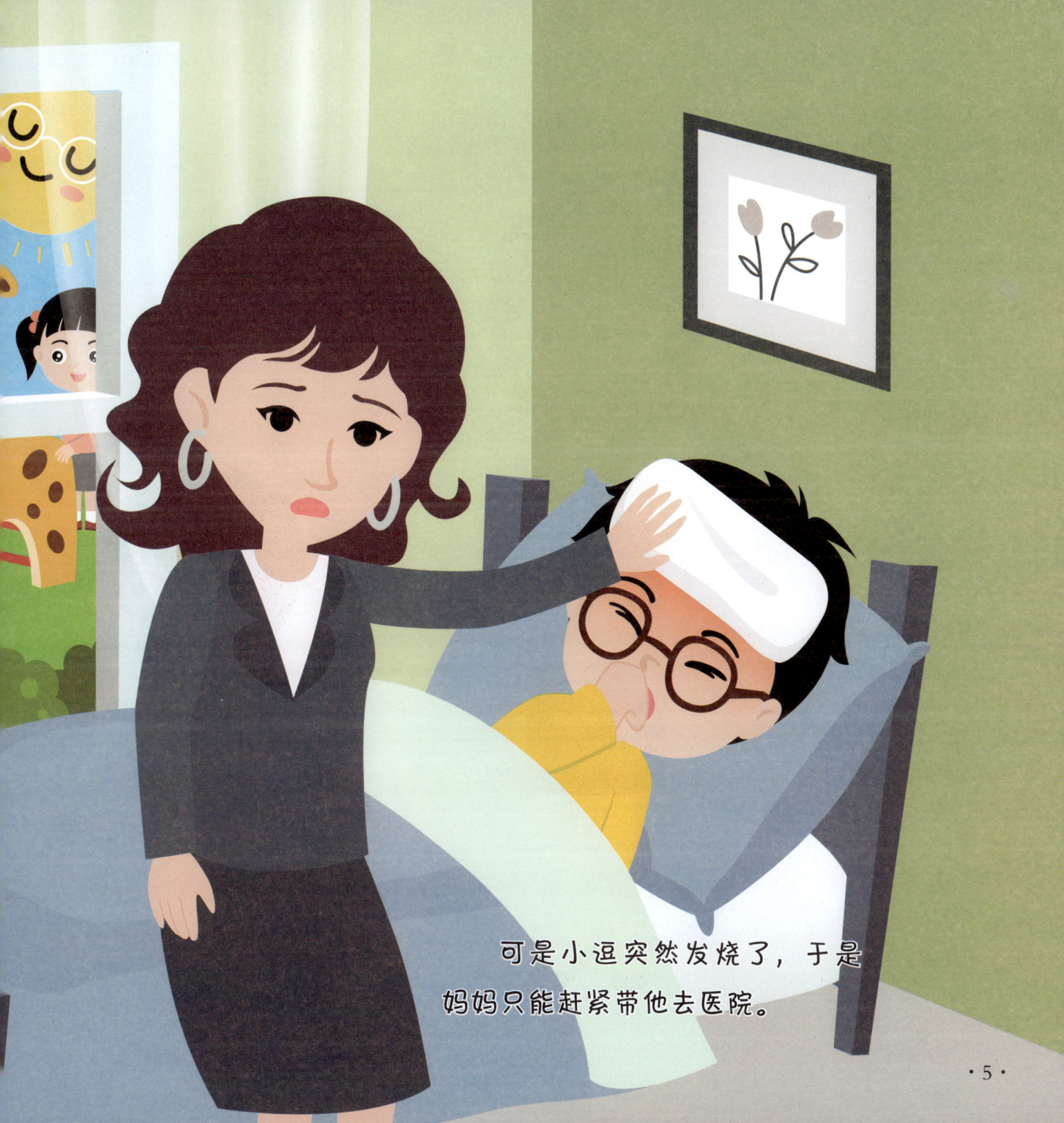

可是小逗突然发烧了,于是妈妈只能赶紧带他去医院。

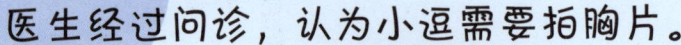

医生经过问诊,认为小逗需要拍胸片。

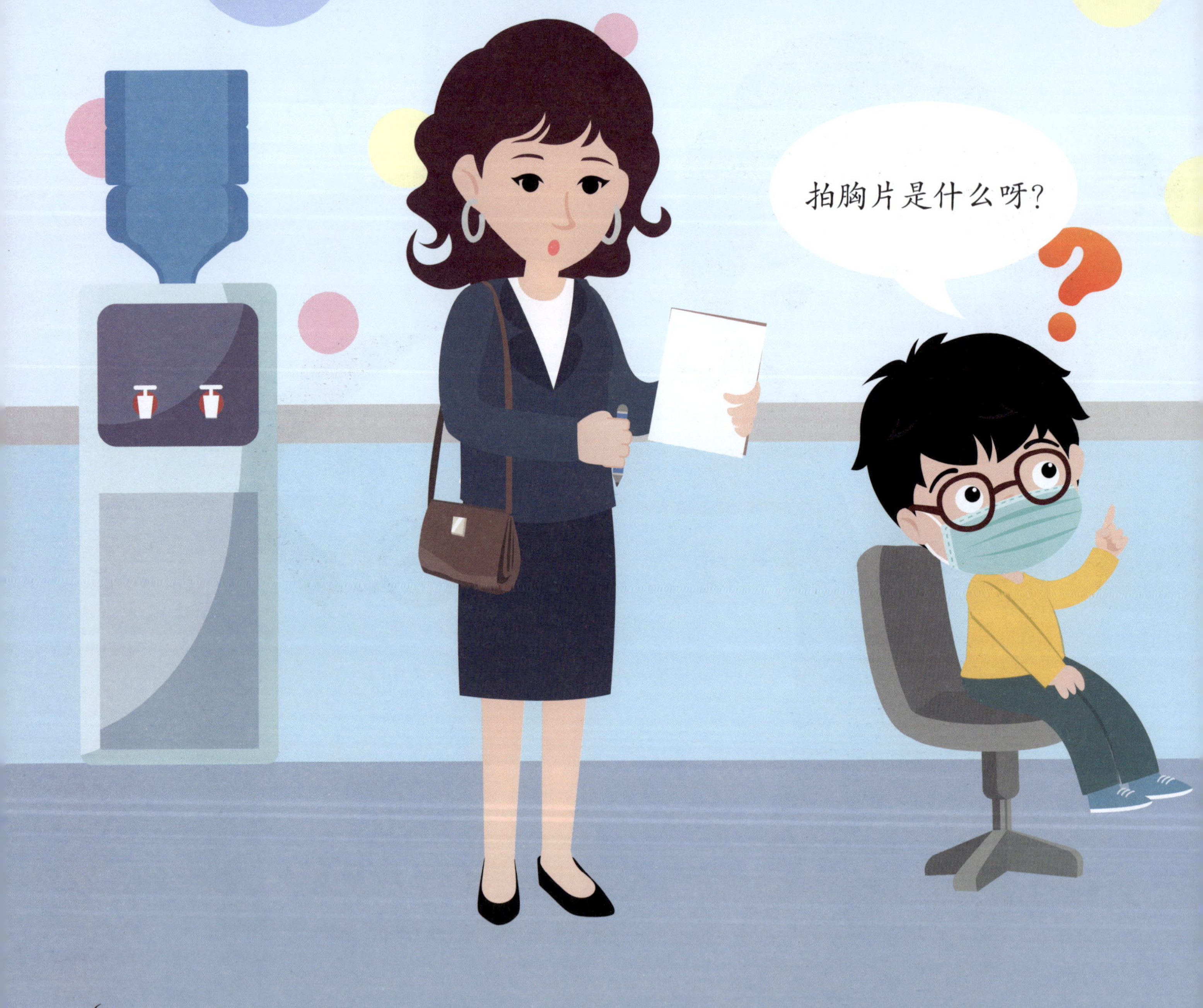

拍胸片是什么呀?

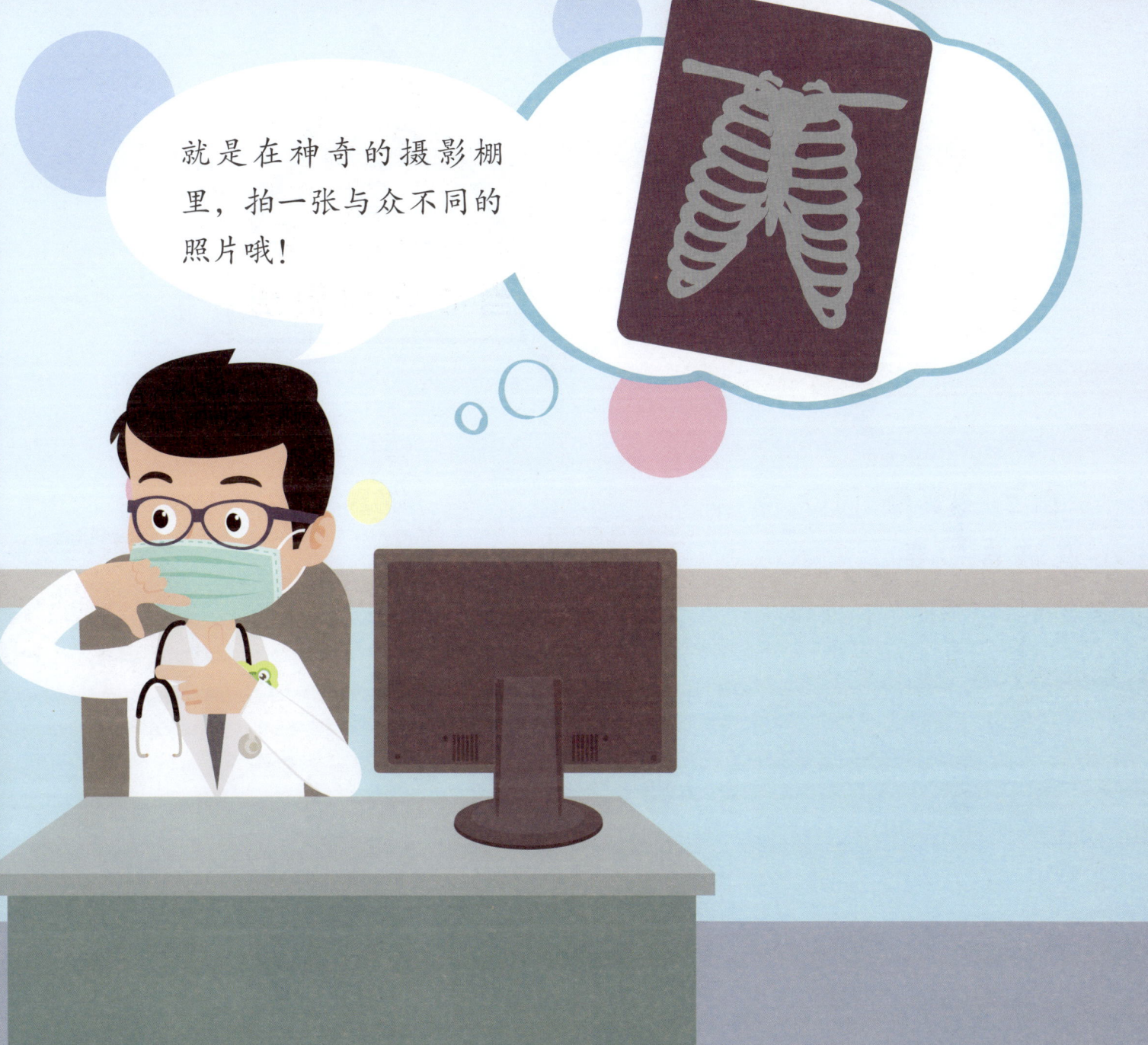

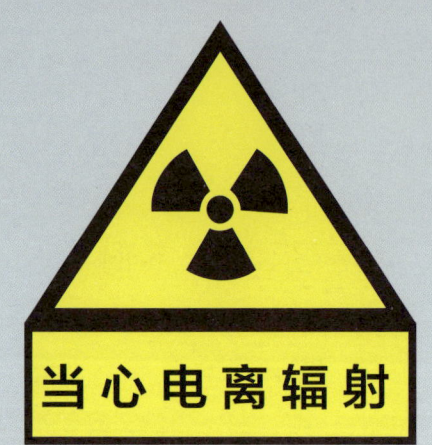

当心电离辐射

到了"摄影棚"门口，小逗被告知要一个人进房间里"拍照"，吓得抱住妈妈哇哇大哭起来。

嗨！我是洋洋哥哥，你怎么哭了呢？

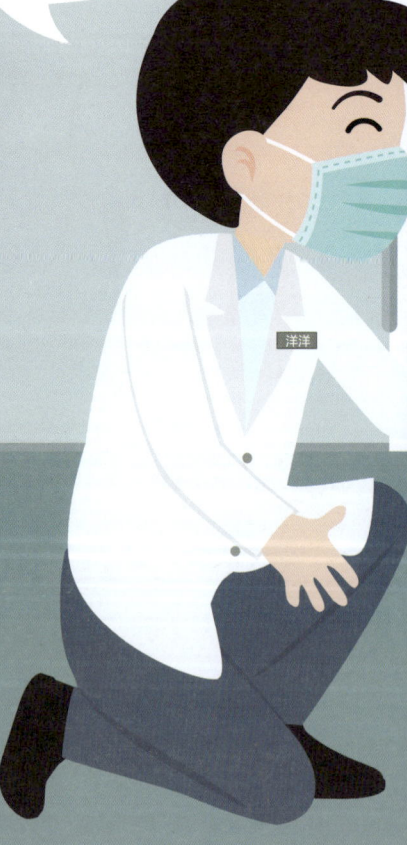

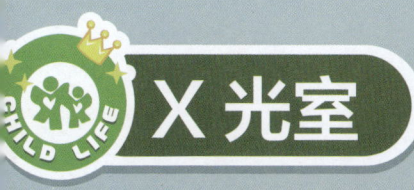
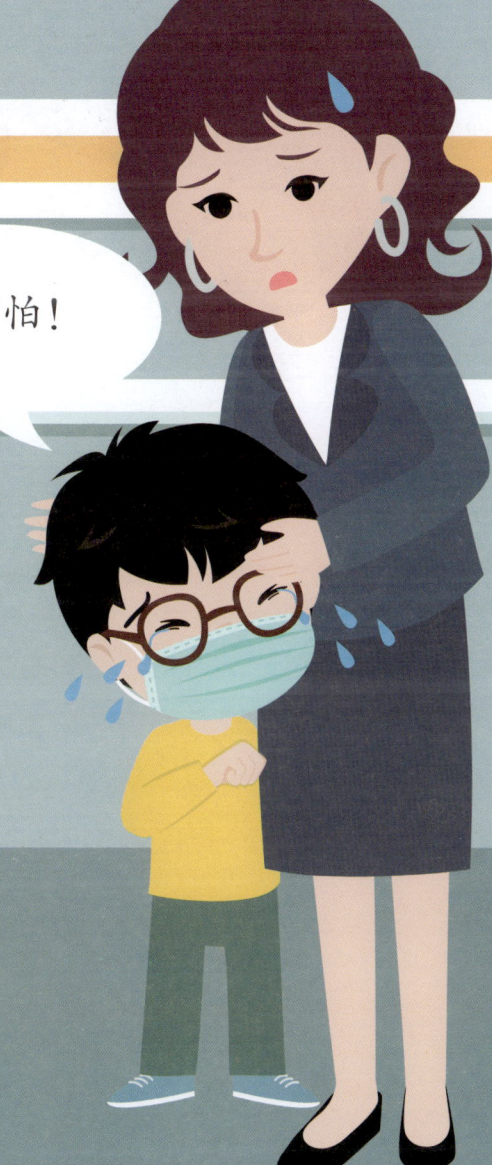

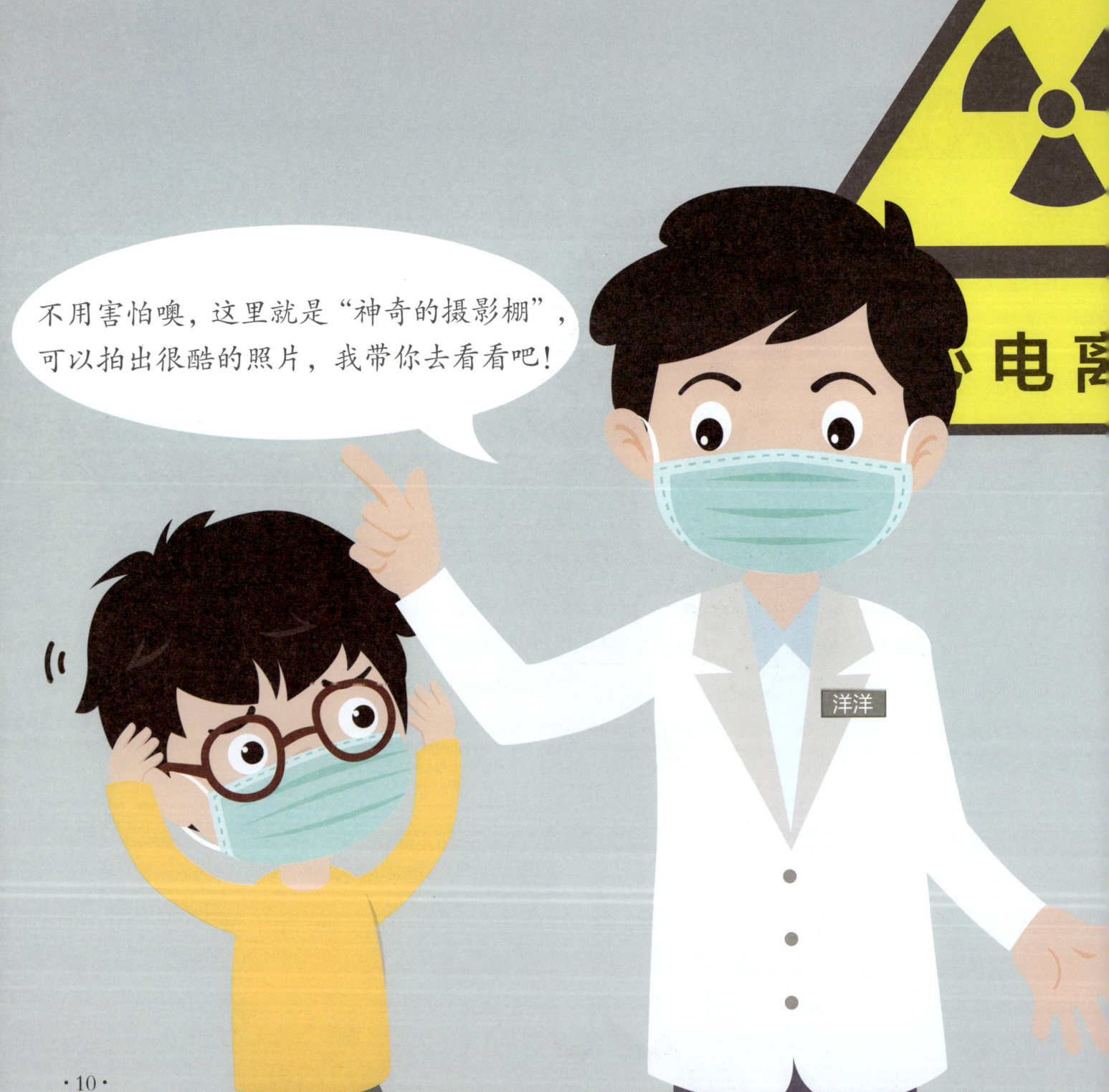

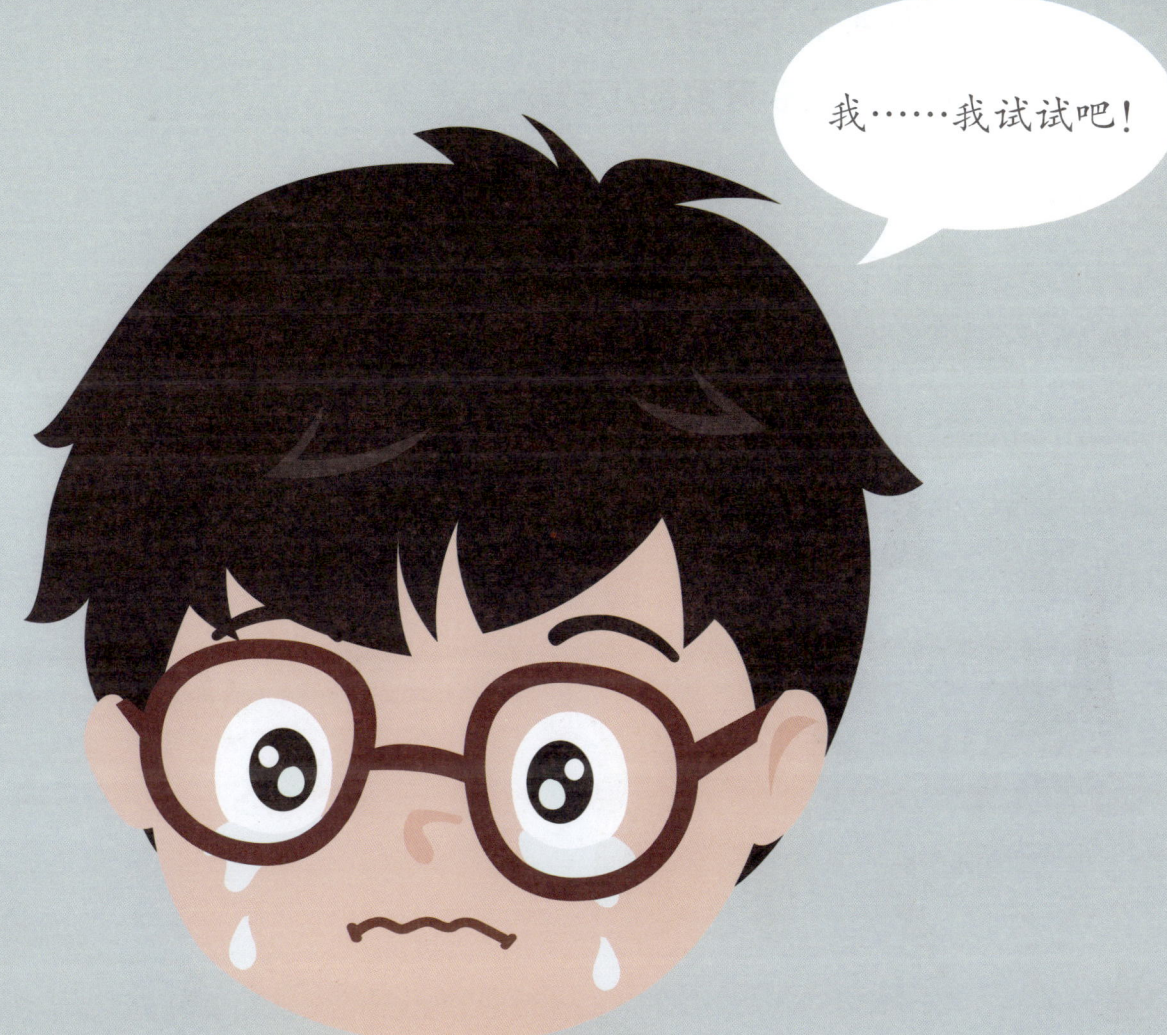

小逗走进了"神奇的摄影棚",他发现墙上有很多可爱的小动物。

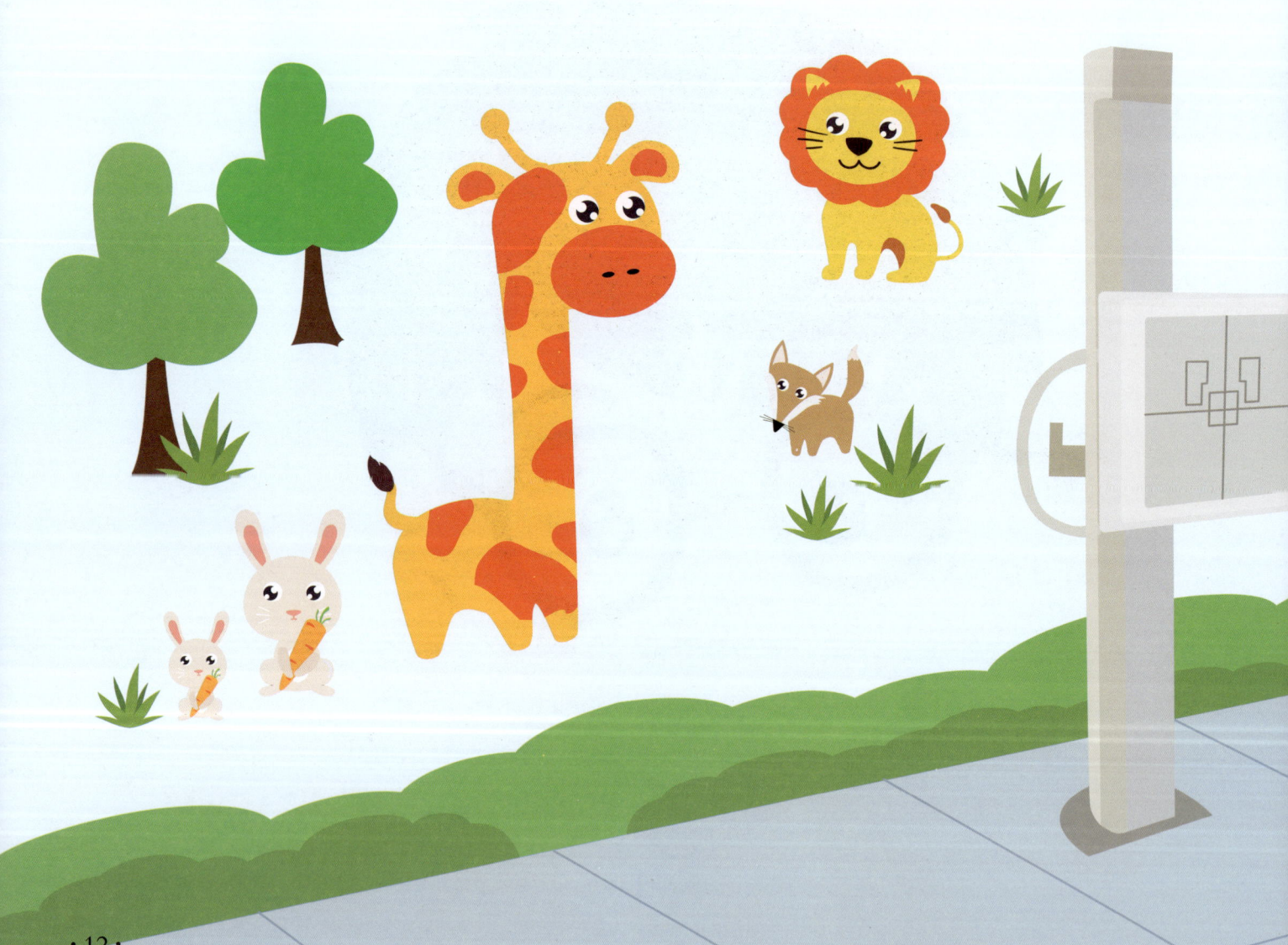

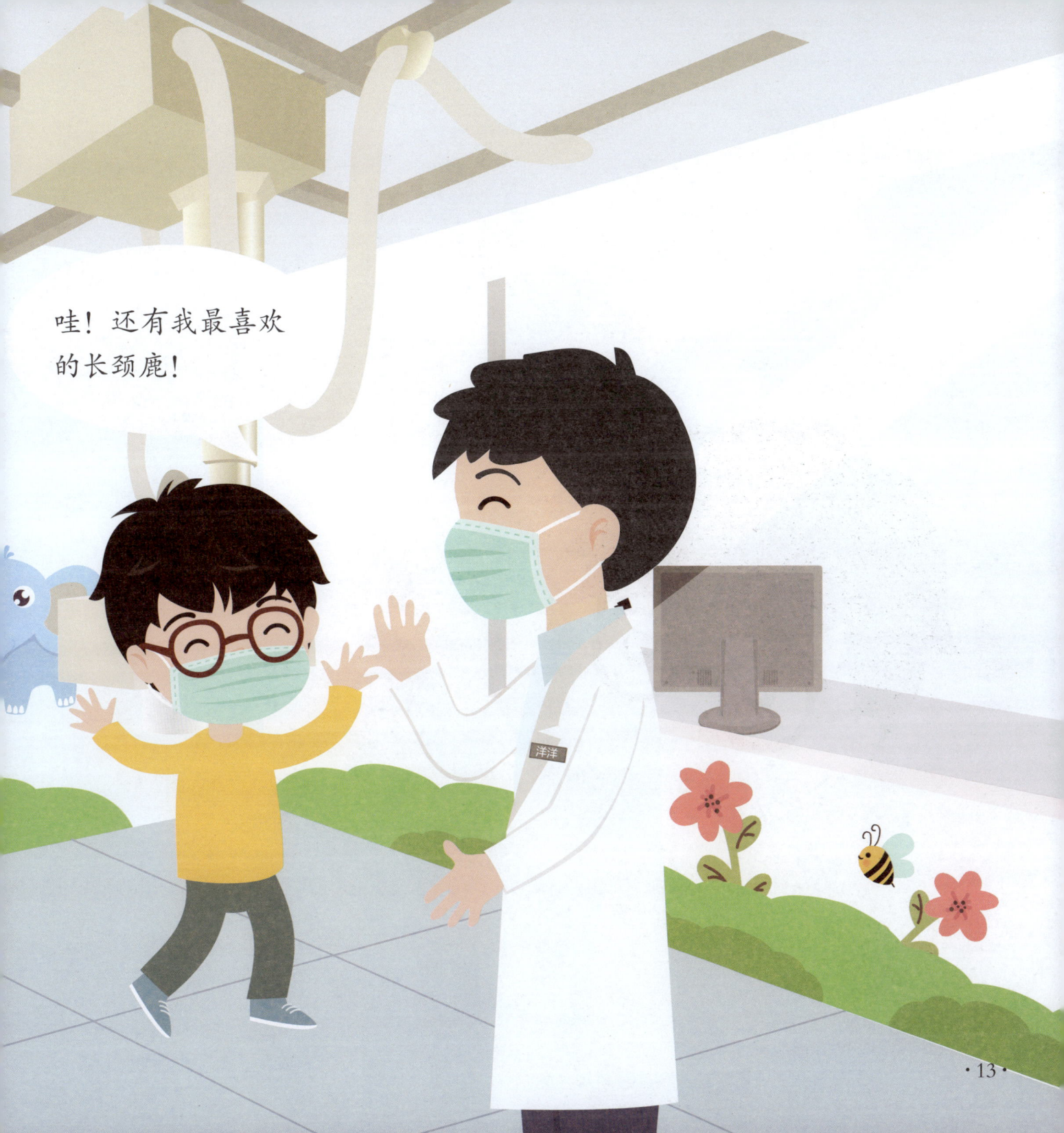
哇！还有我最喜欢的长颈鹿！

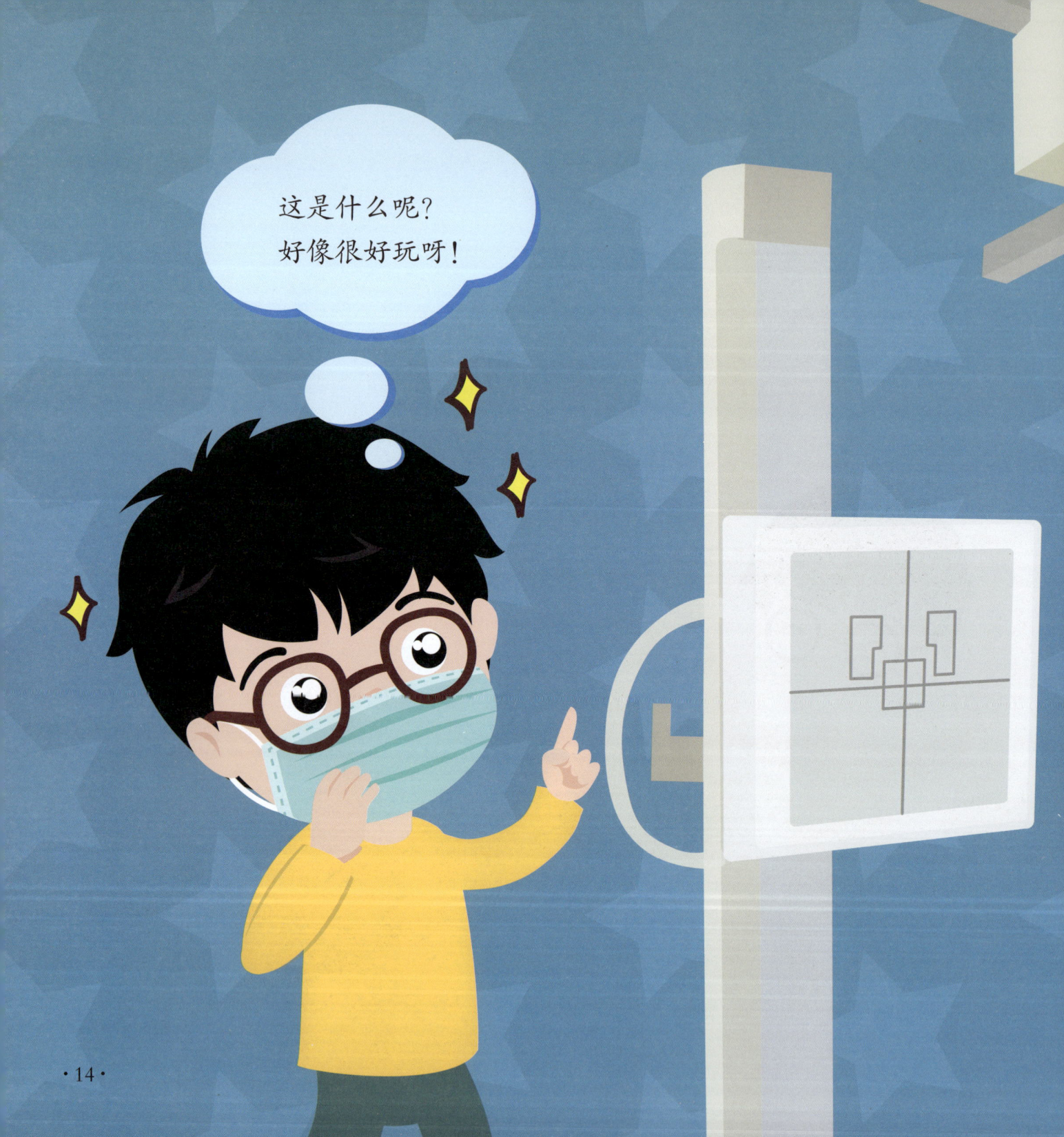

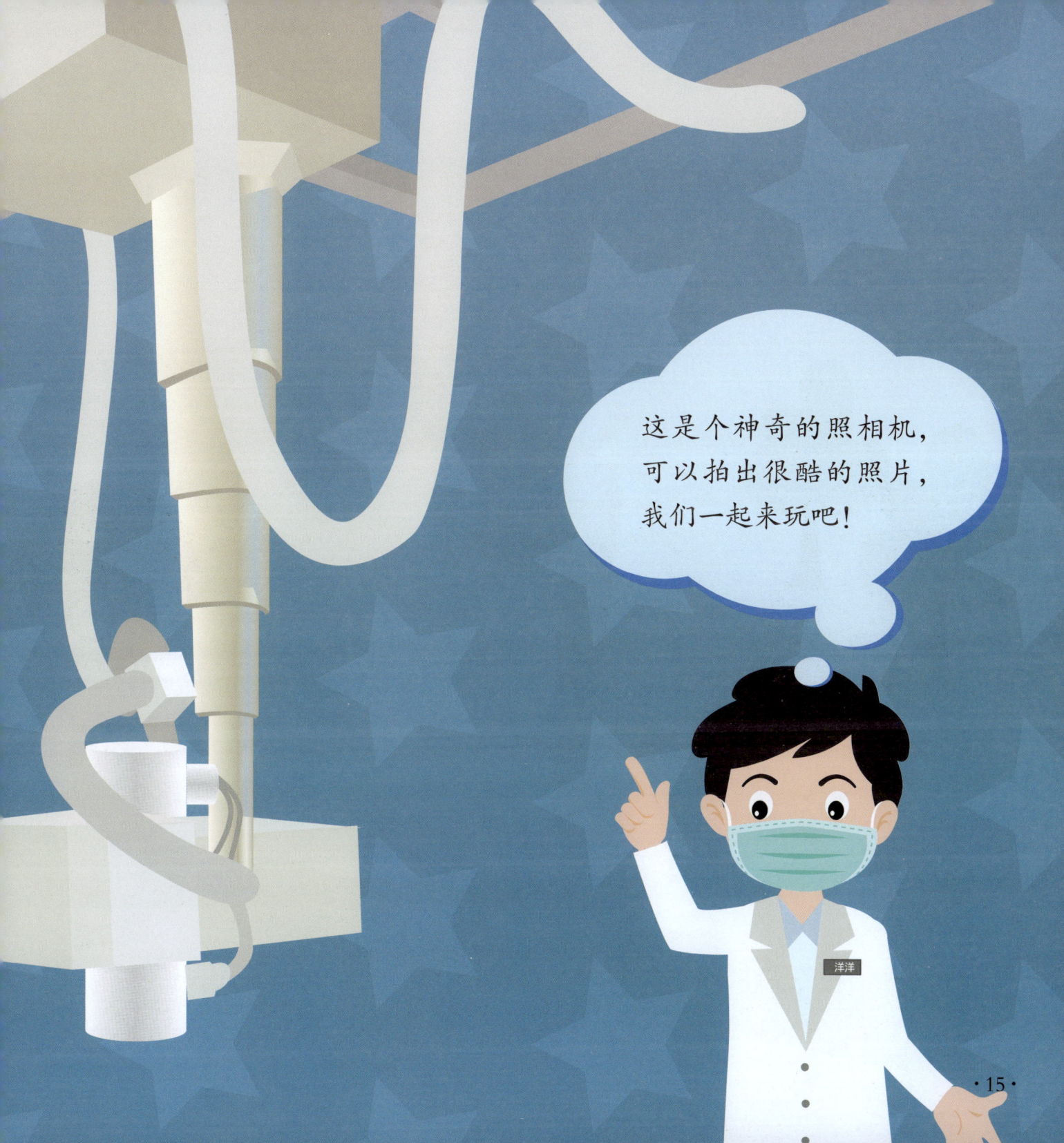

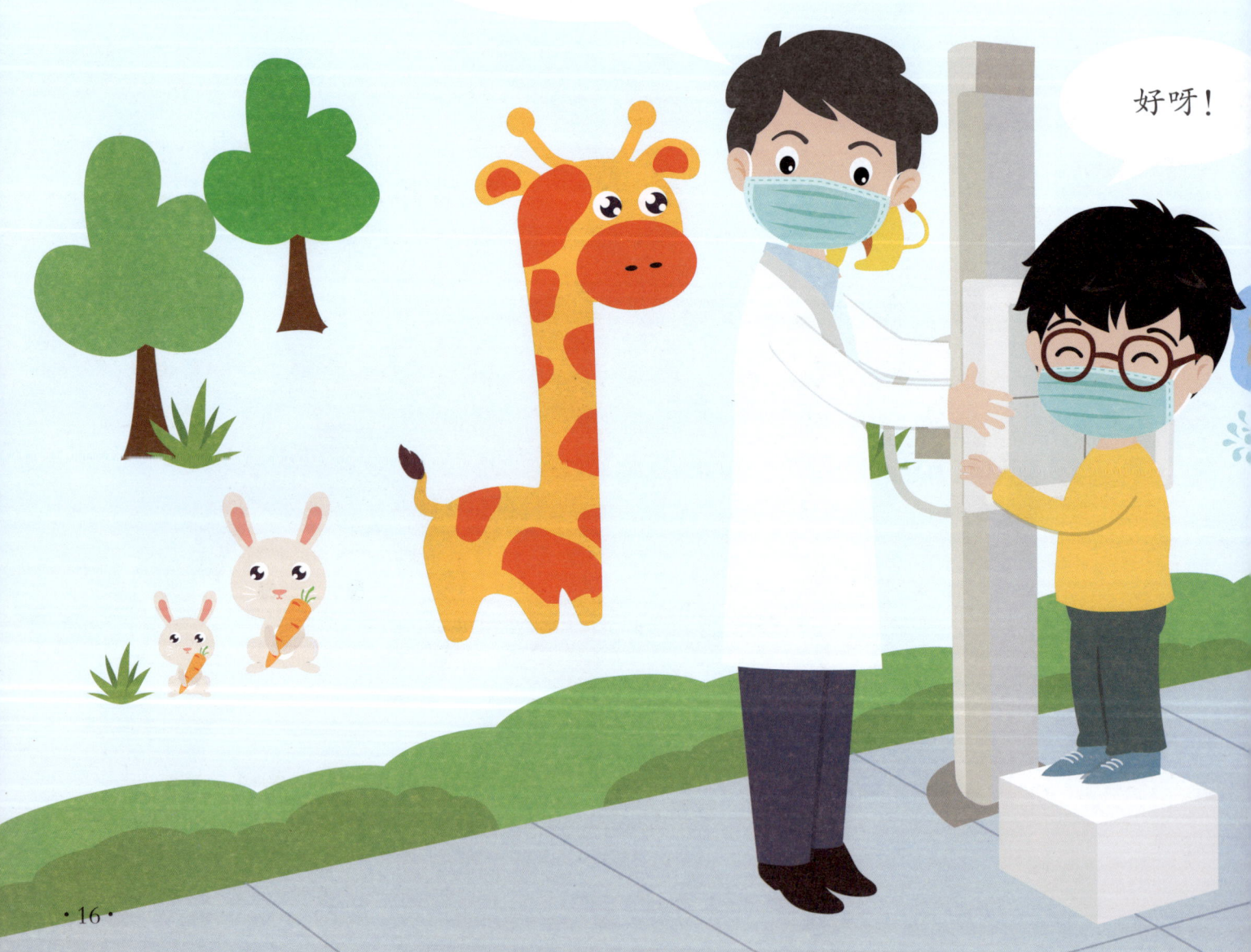

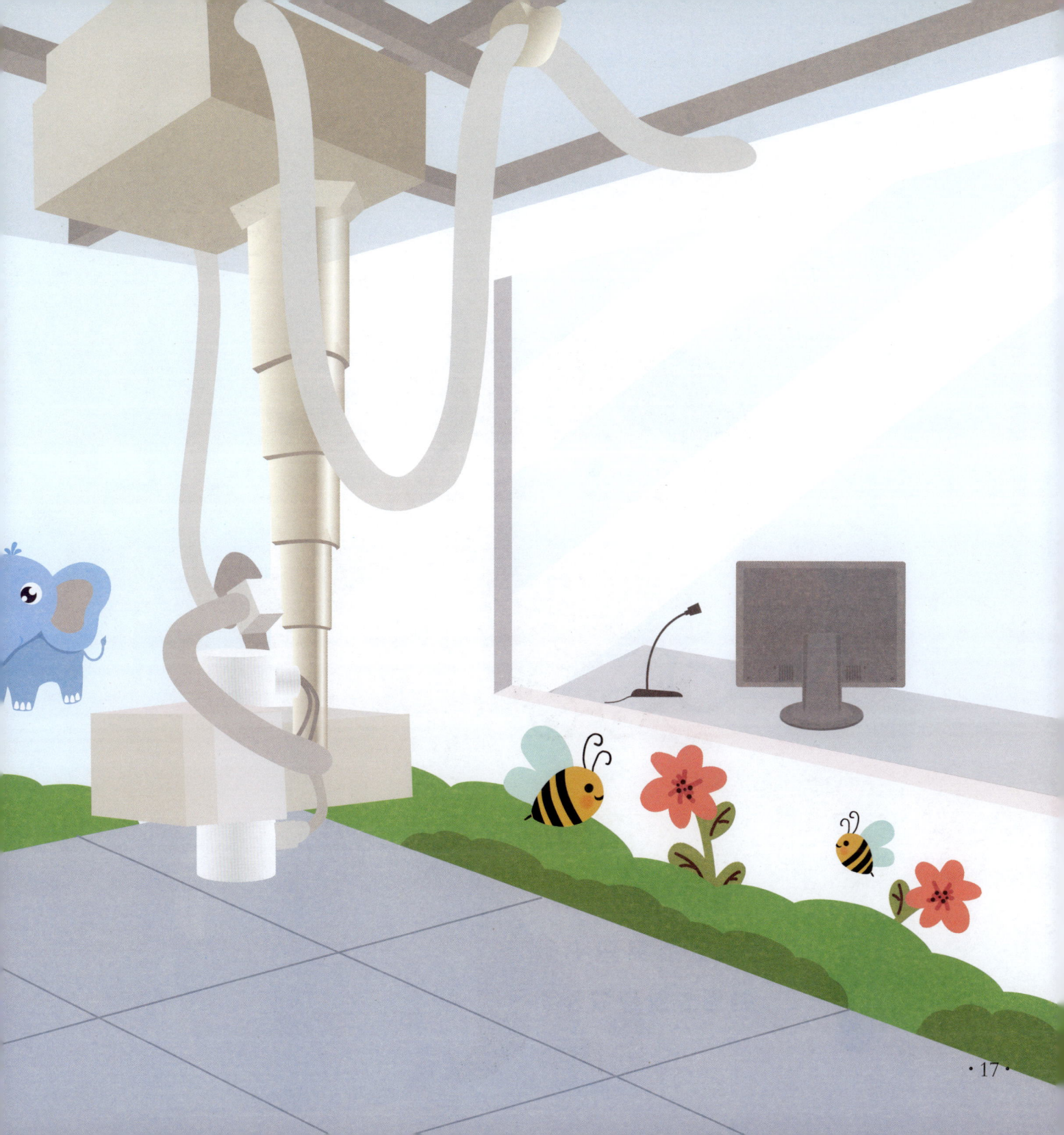

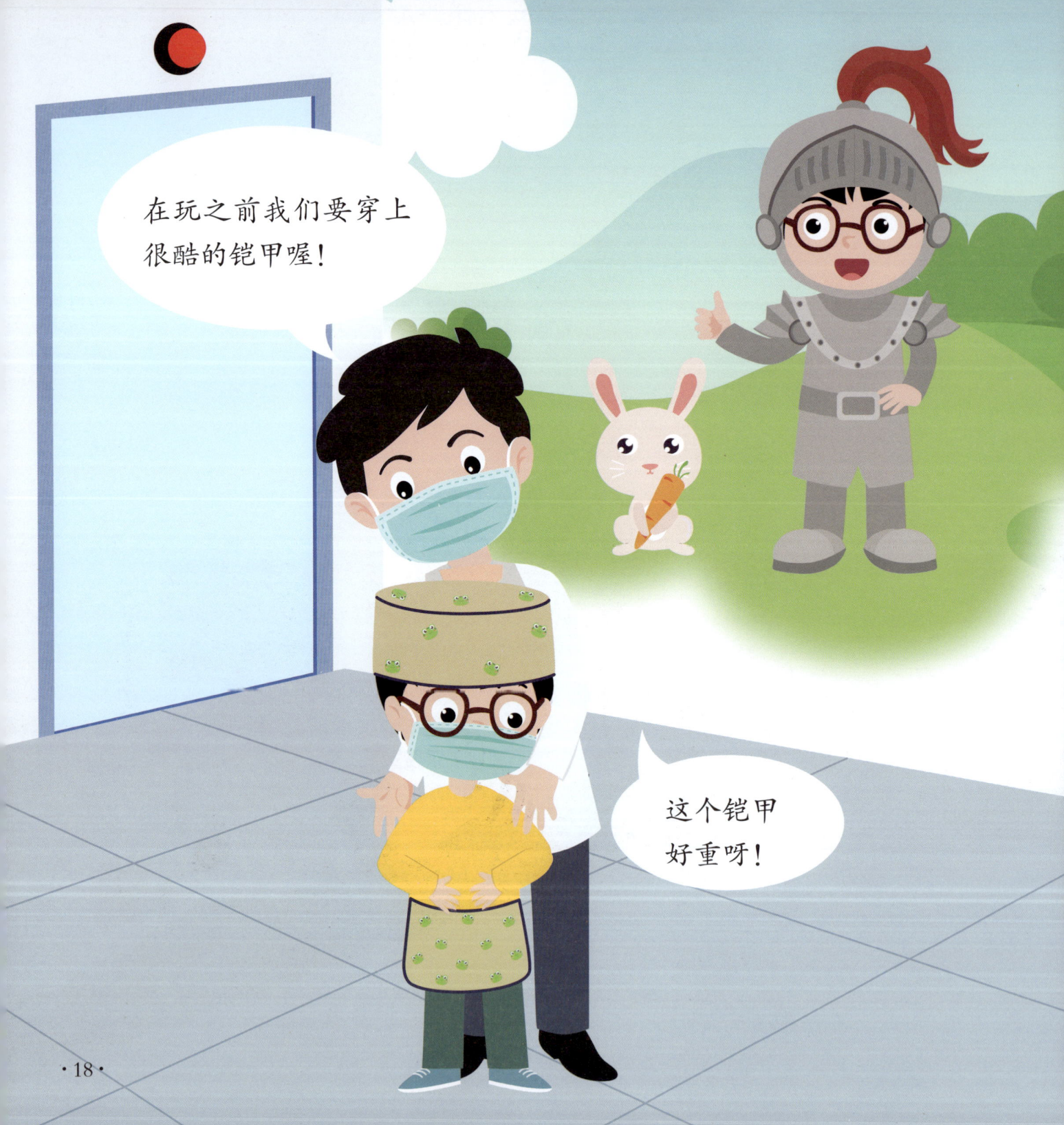

铠甲：射线防护服

- 射线防护服包含铅衣、铅围裙、铅帽、防护围脖，能保护小朋友，防止辐射危害。
- 拍照之前，医生会根据不同拍摄部位帮你选择适合的射线防护服。
- 拍照结束，医生会帮你脱下射线防护服。

★ 提醒：拍照过程不能随意脱下射线防护服。

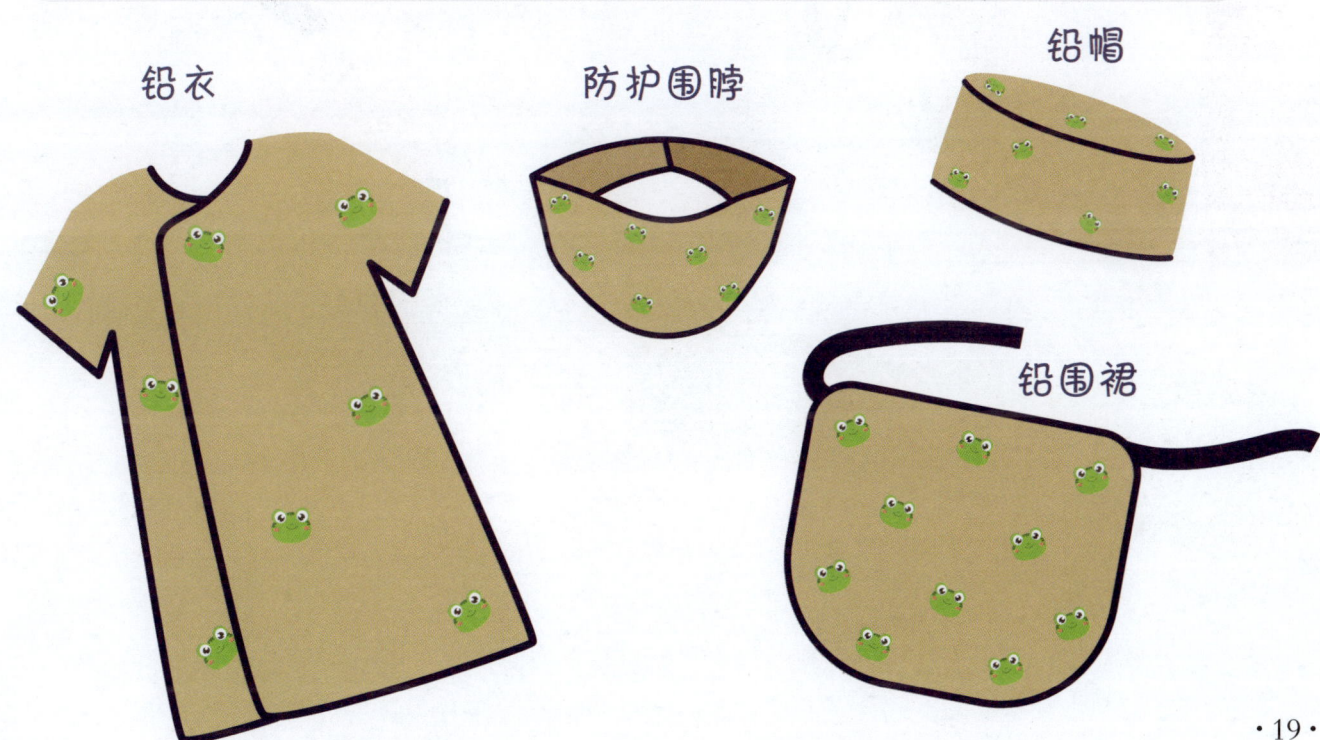

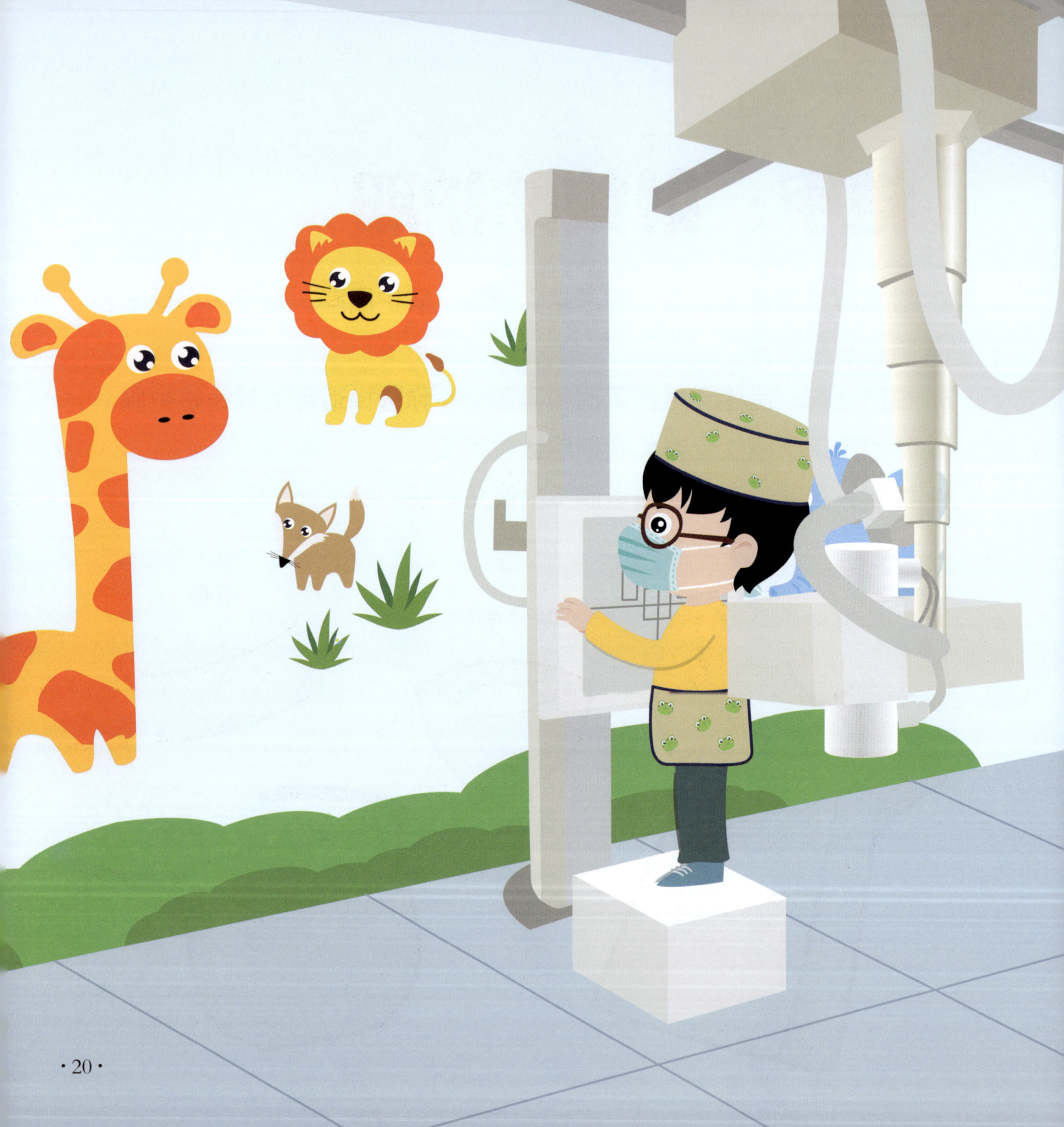

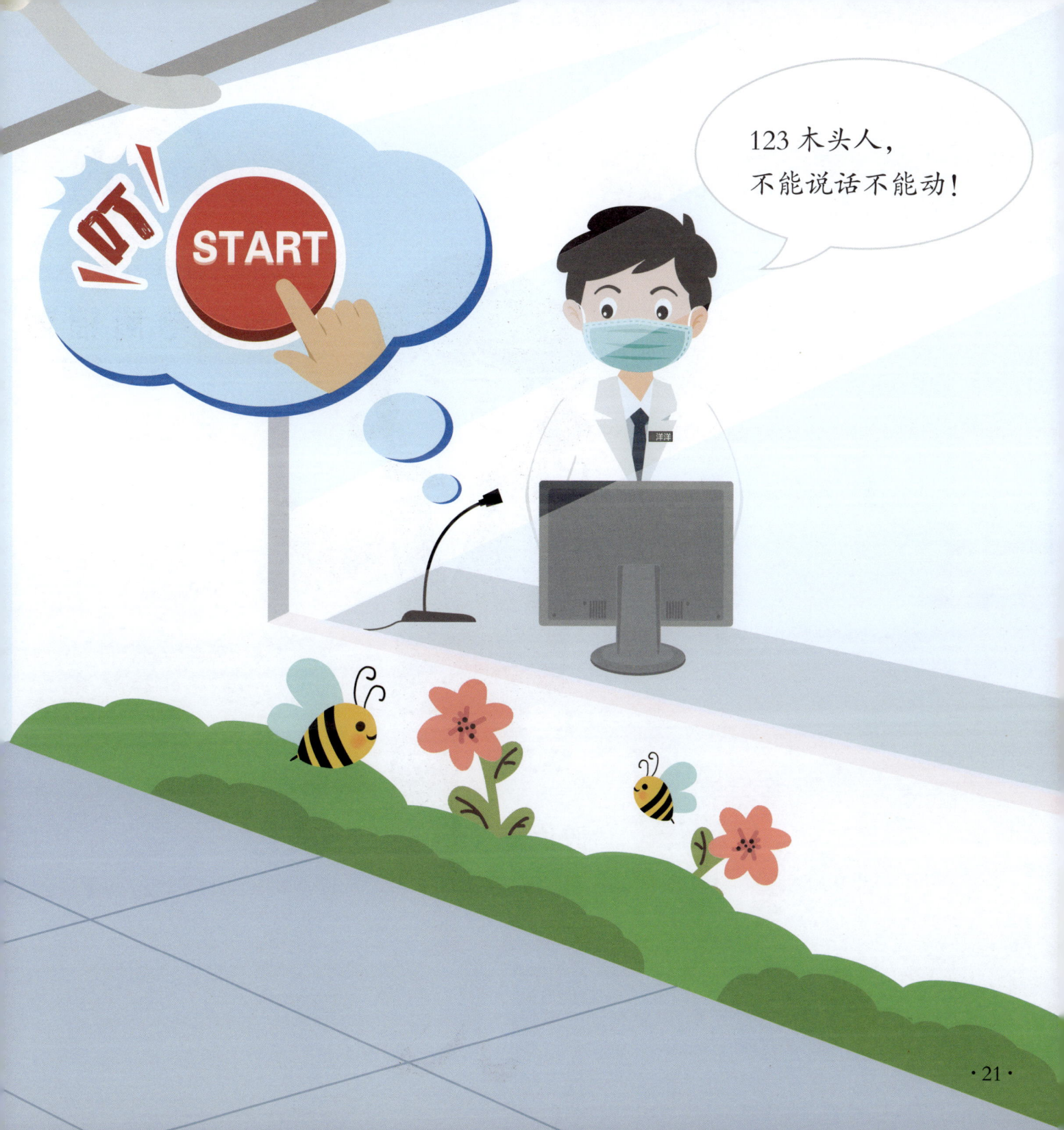

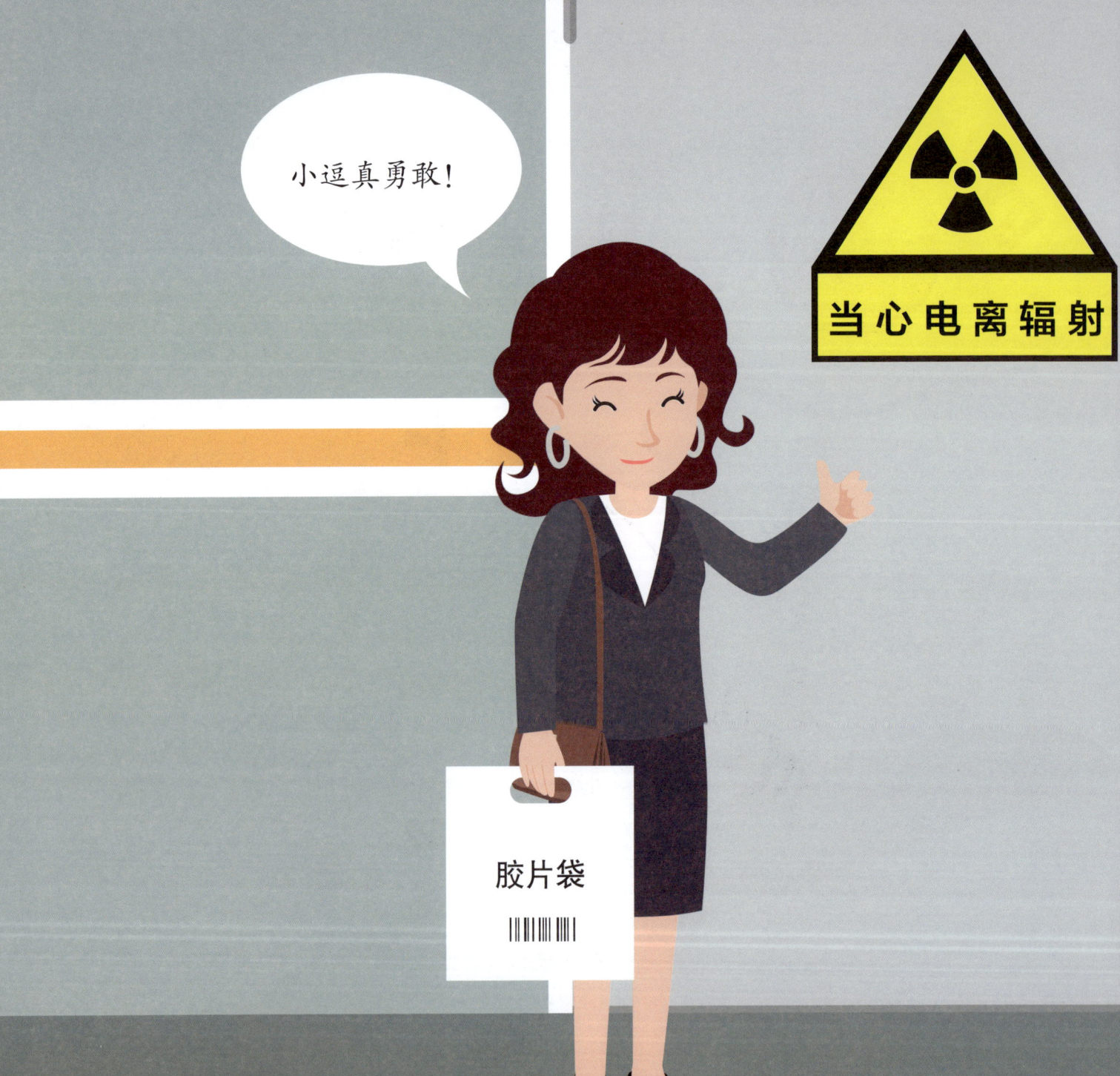

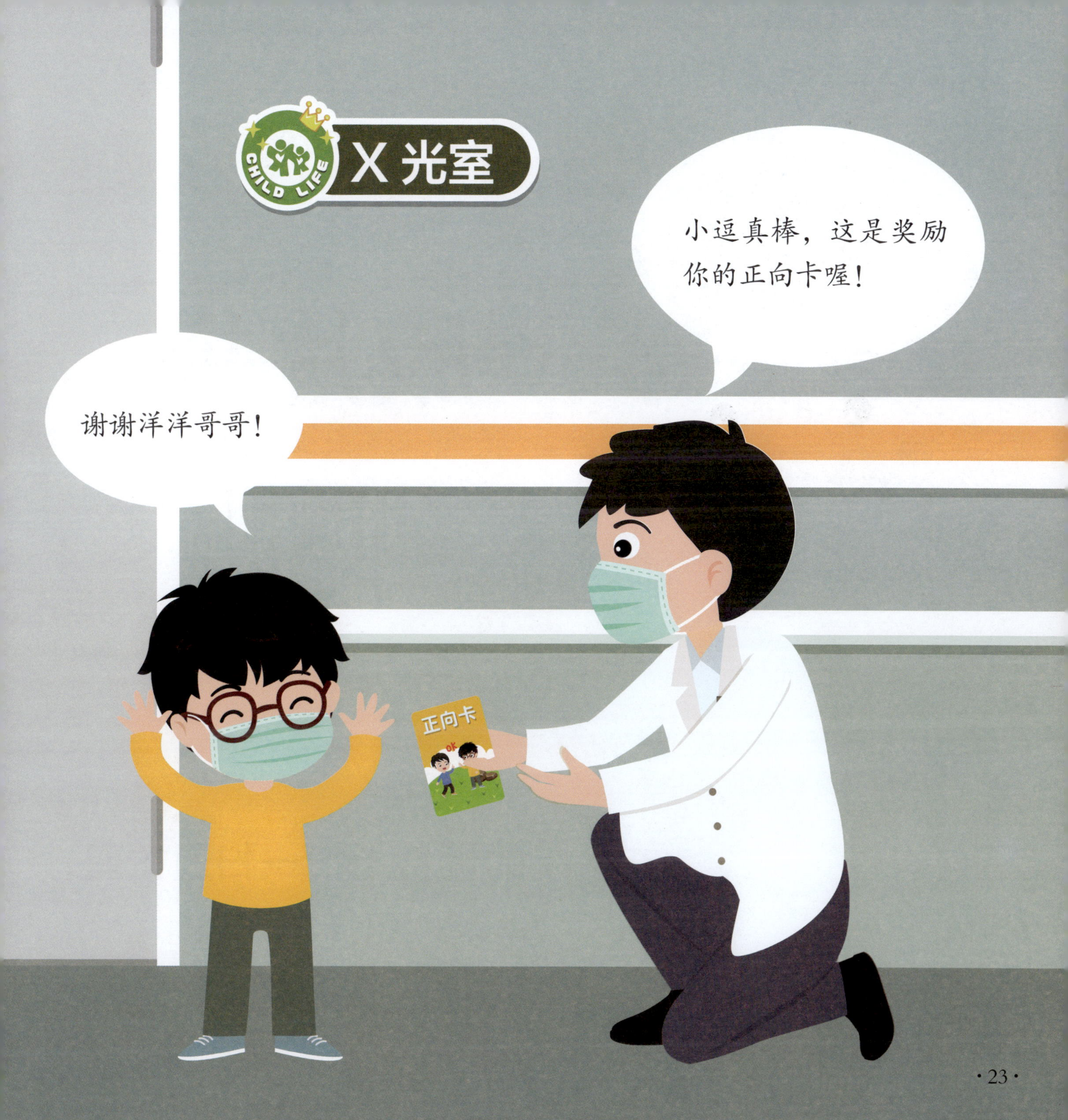

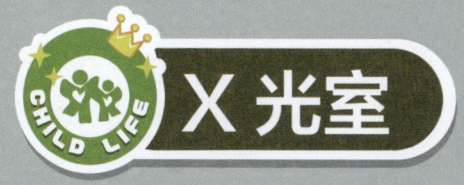

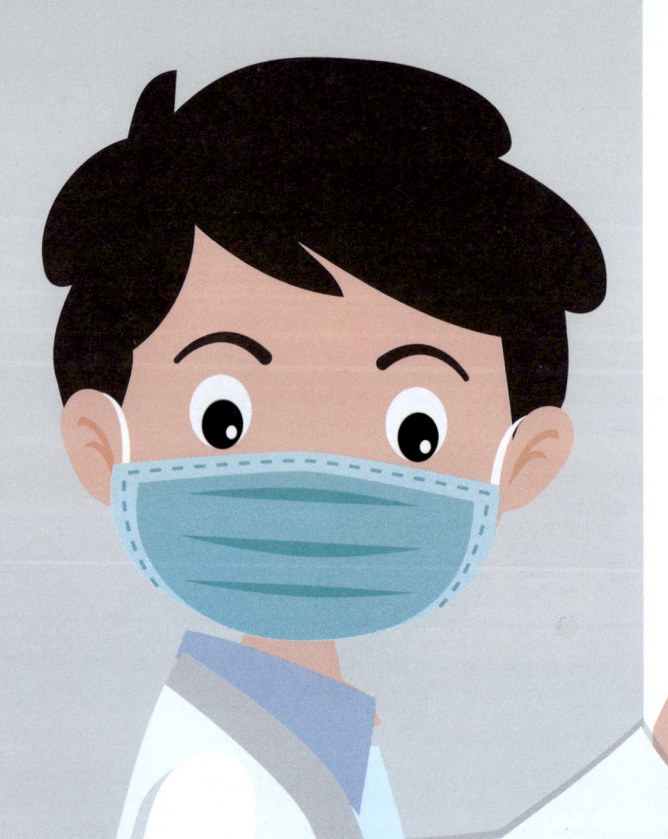

在医院的设备上扫一扫通关码,
就能得到你独一无二的照片噢!

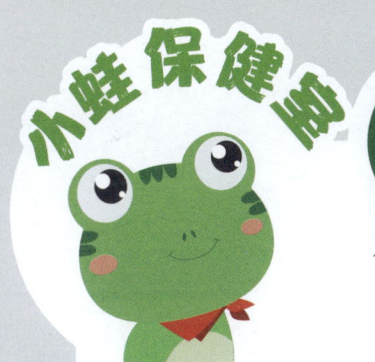

小蛙保健室

X光检查的过程不会痛,医生会帮小朋友们穿上射线防护服,很安全。

X 光检查注意事项

检查前

身上不要有金属物品

检查中

依照医生的口令做姿势

123 木头人
不能说话不能动!

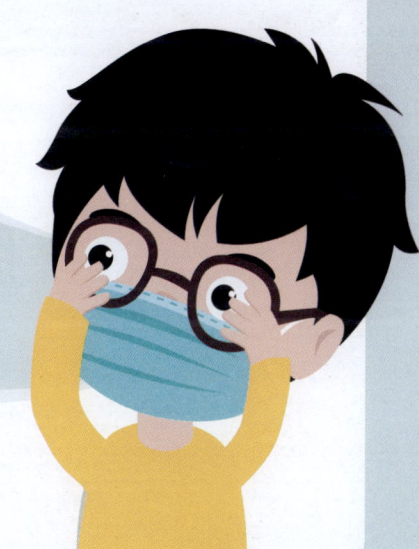

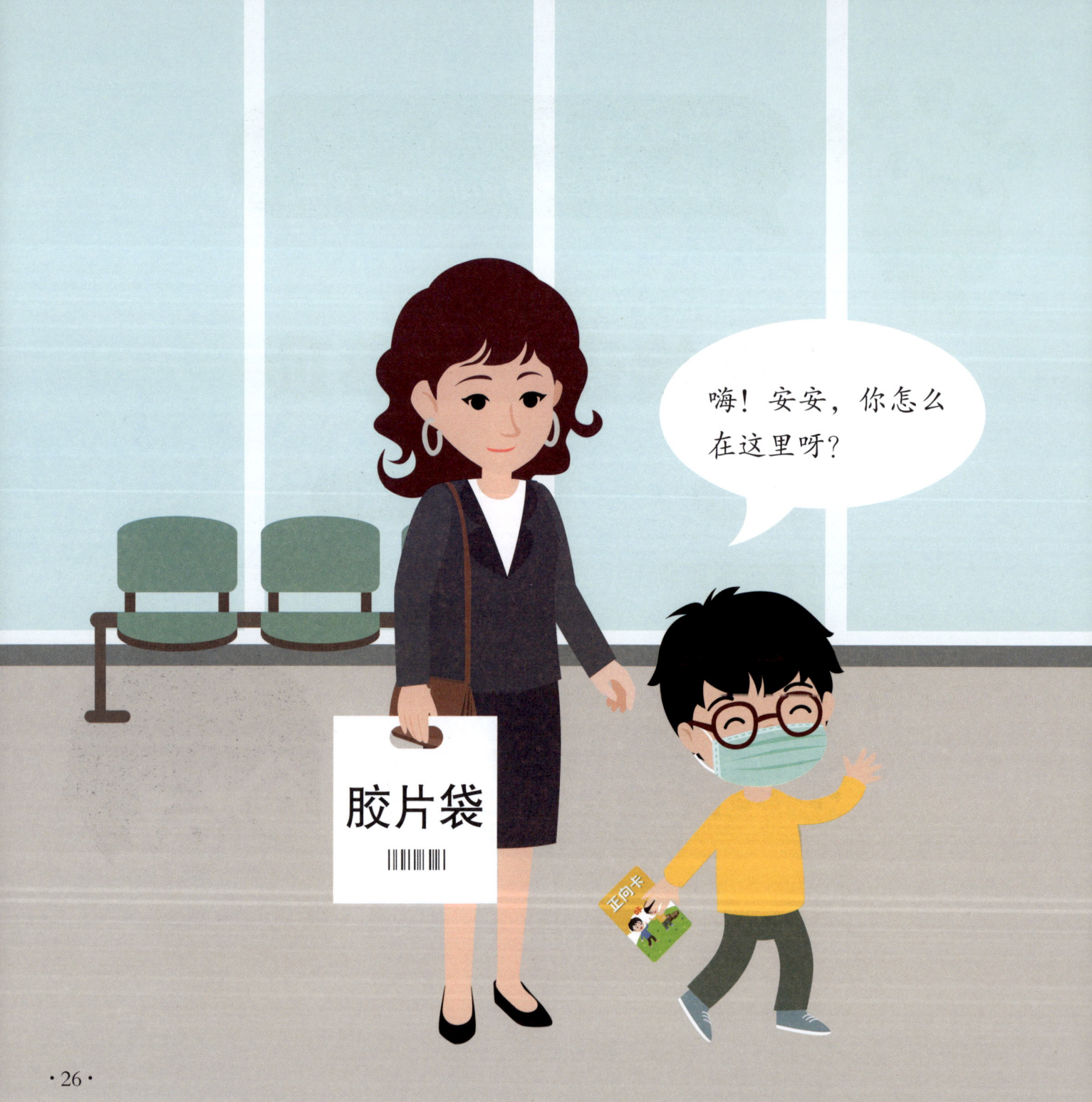

嗨！小逗，我肚子痛，刚做了CT检查呢！

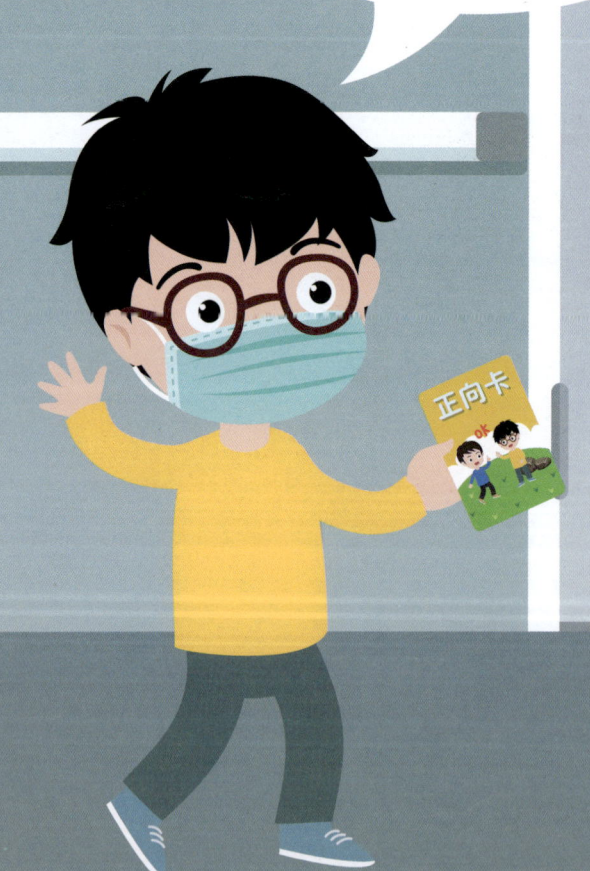

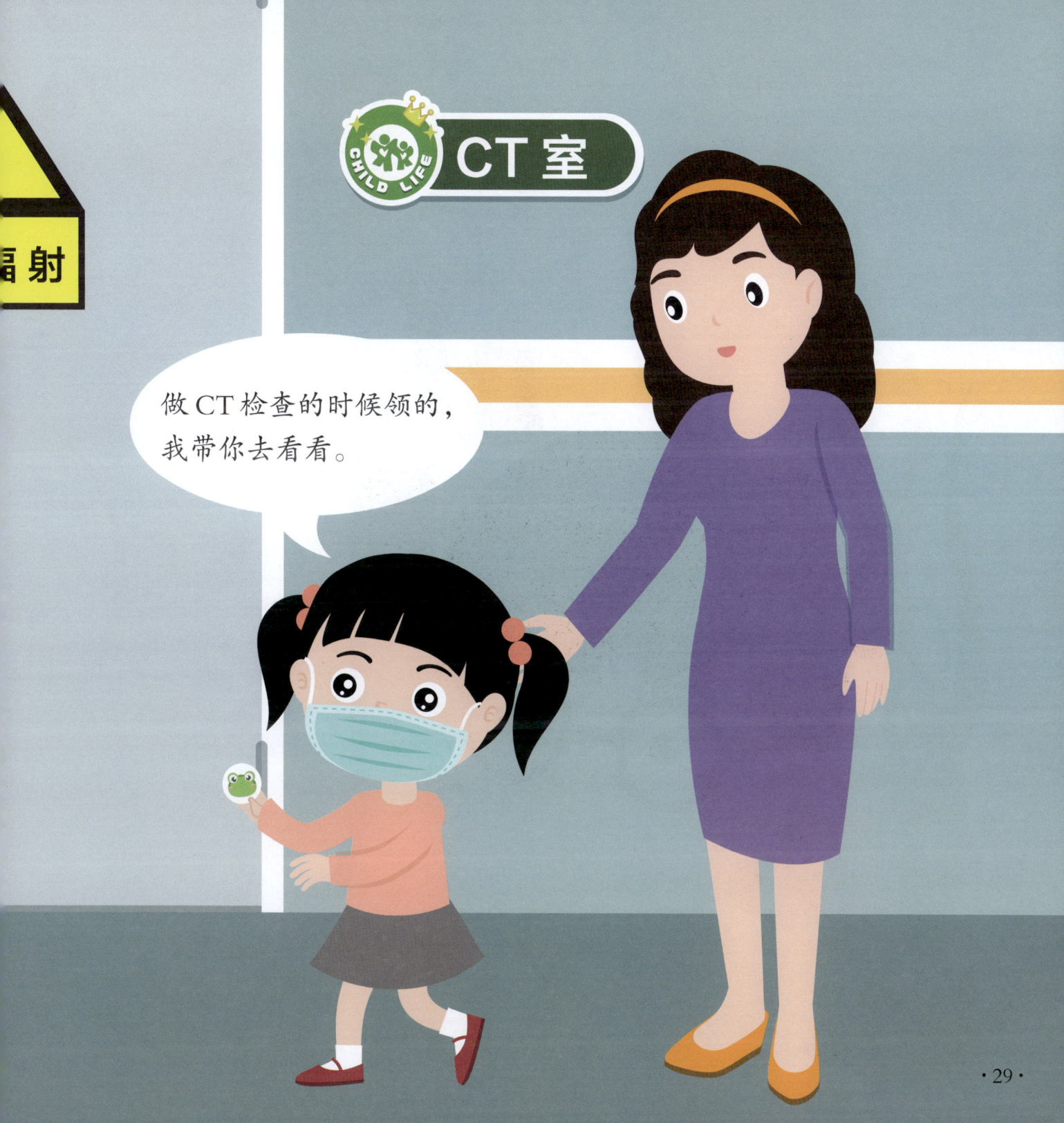

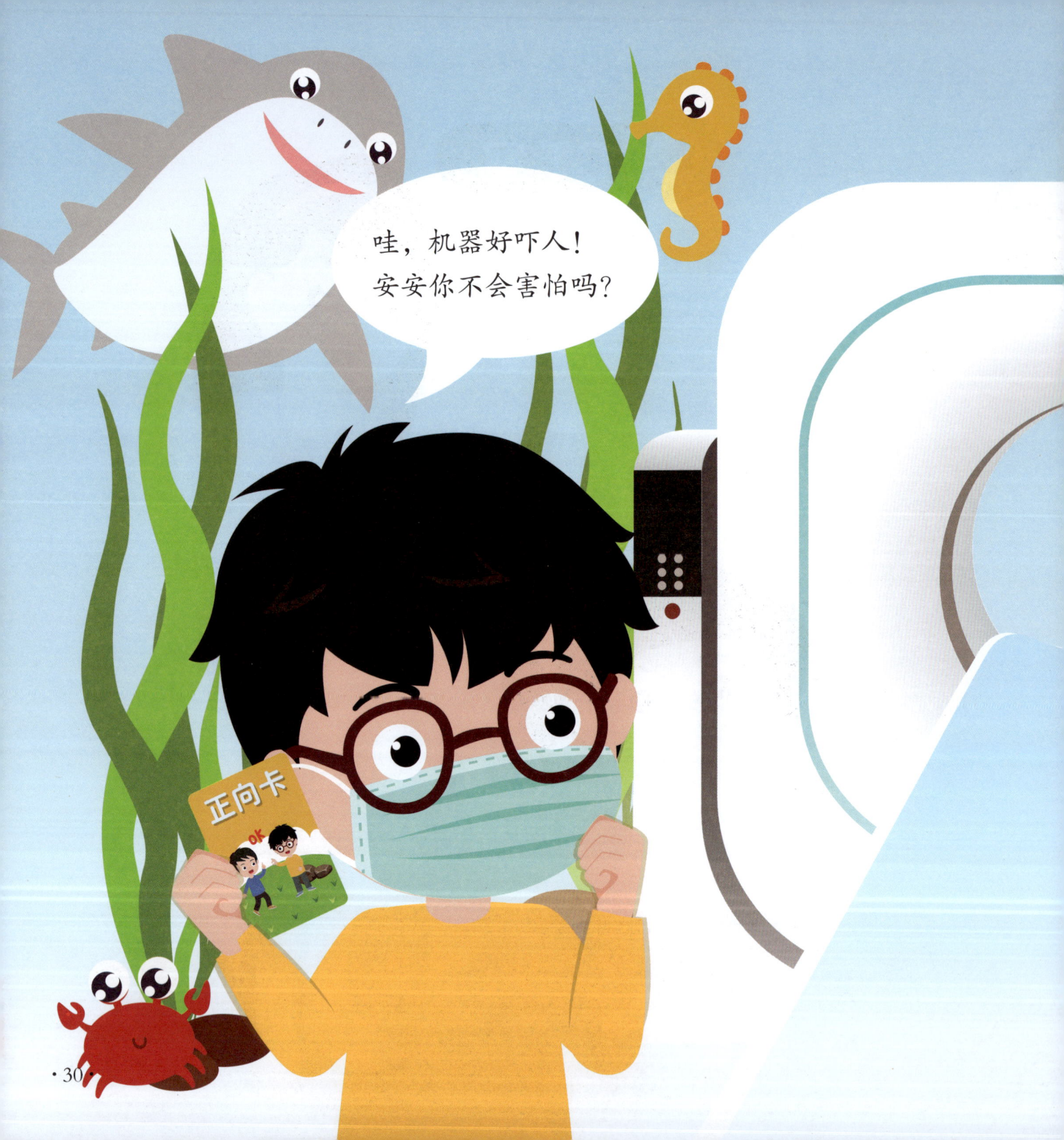

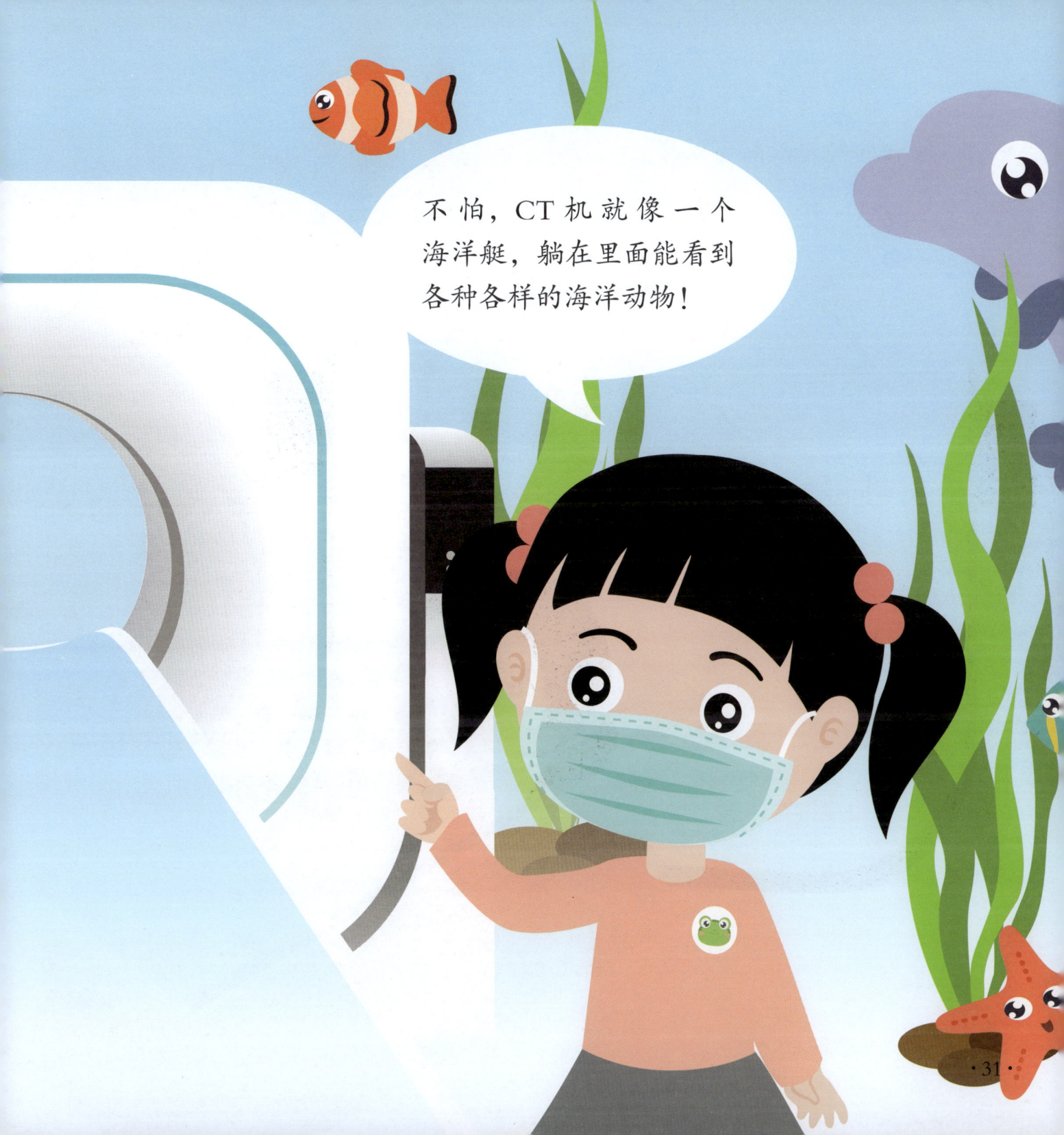

进行胸部、腹部 CT 检查前做好呼吸训练，头和四肢不动就可以了。

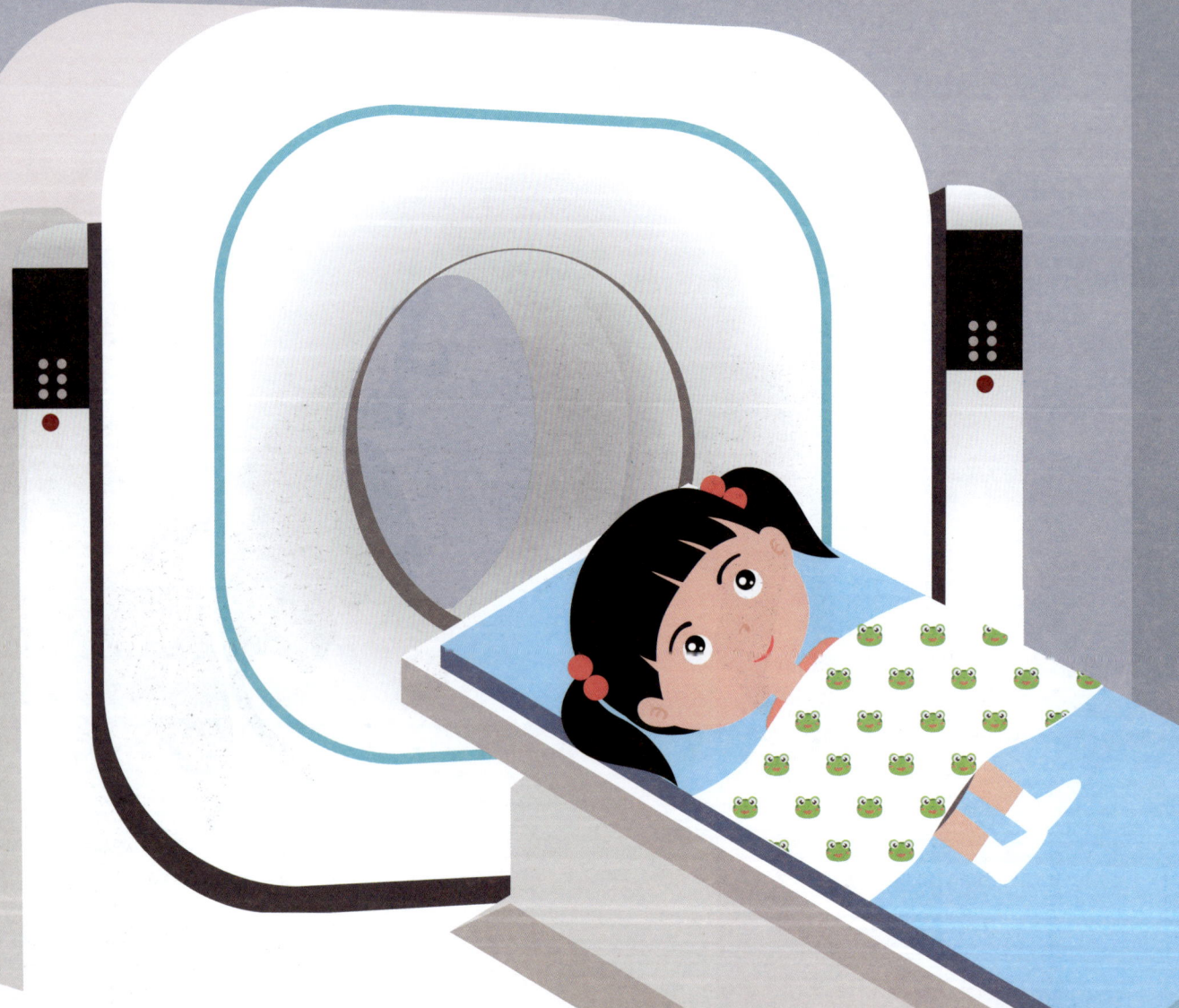

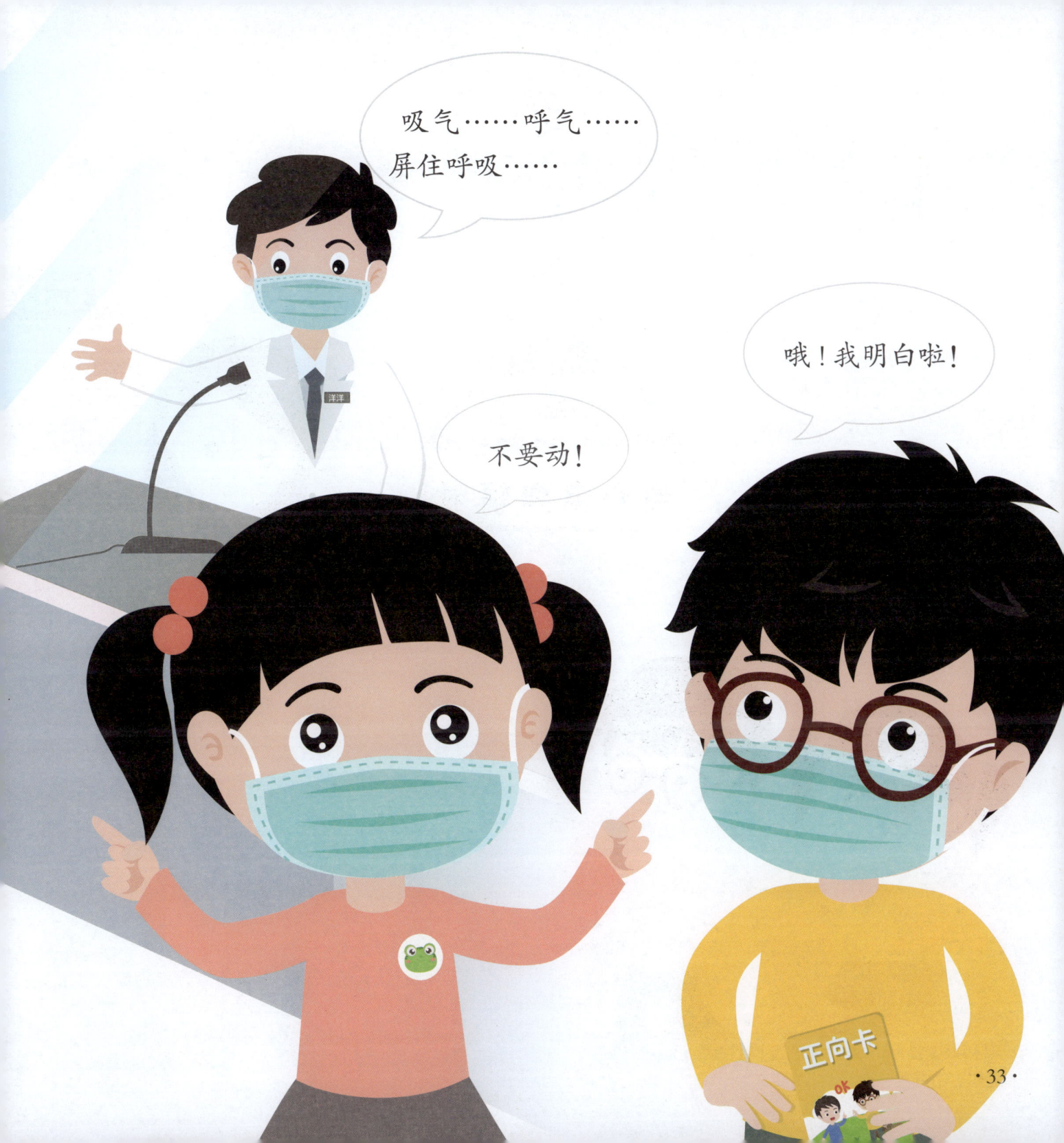

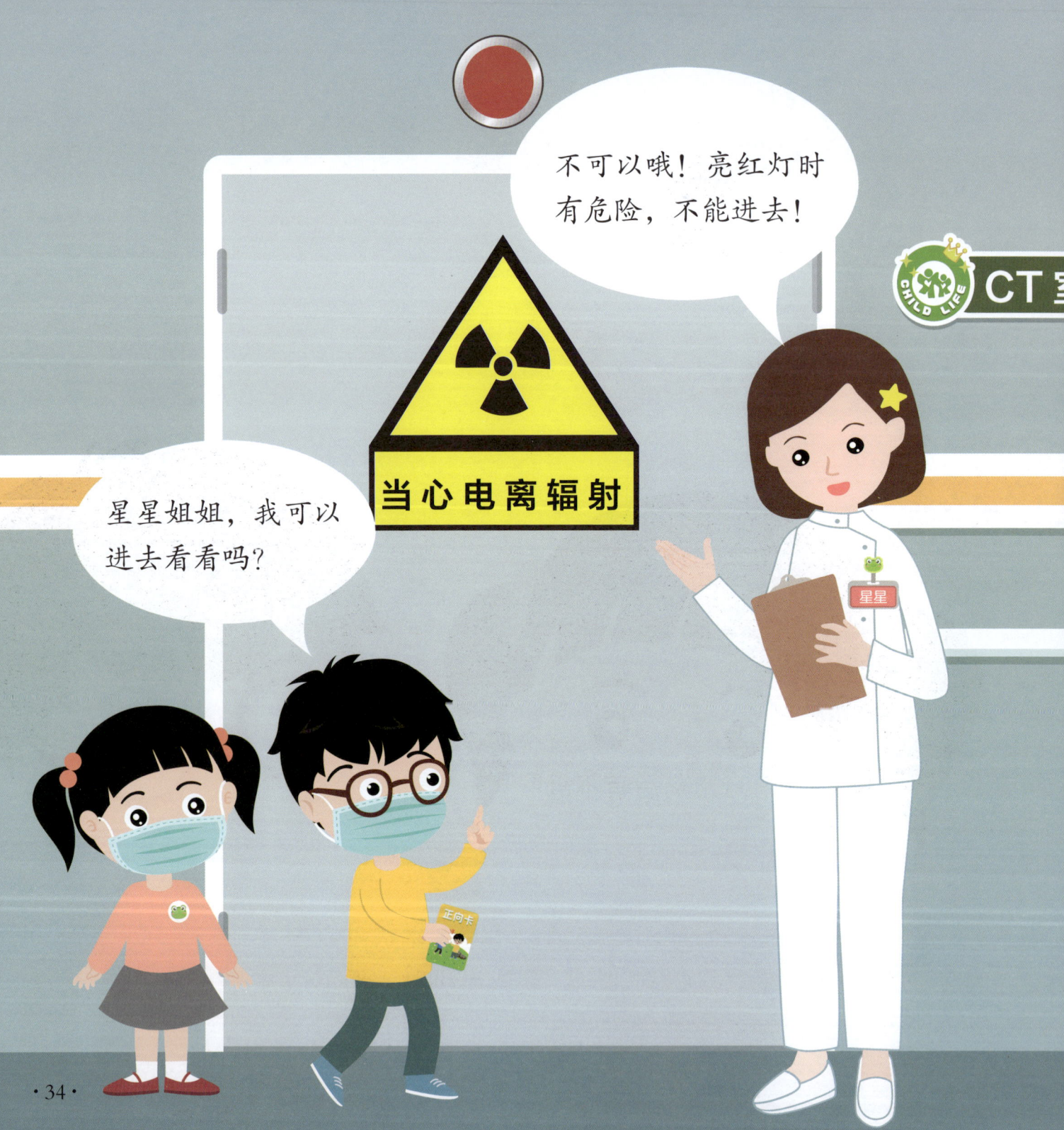

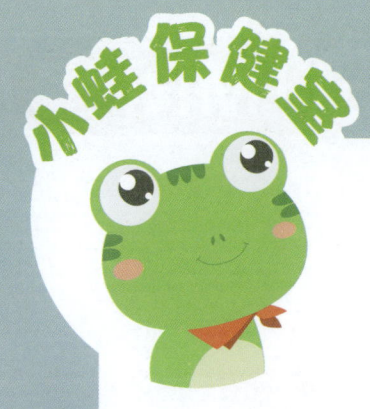

> CT 检查的过程中不会痛,对人体的辐射剂量也在安全范围内。

CT 检查注意事项

检查前

1. 身上不要有金属物品。
2. 如果小朋友不能配合,可以在检查前和医生沟通。
3. 在进行胸部、腹部 CT 检查前,应做好呼吸训练。

检查中

1. 听医生的口令,保持不动,配合呼吸。
2. 注射对比剂后有不舒服要及时告诉医生和护士。

检查后

1. 如果没有注射对比剂,做完检查就可以离开。
2. 如果有注射对比剂,观察半小时,无不适方可离开。
3. 记得多喝水噢。

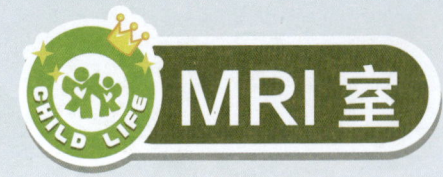

小逗和安安走到了磁共振（MRI）室门口，遇到了康康。

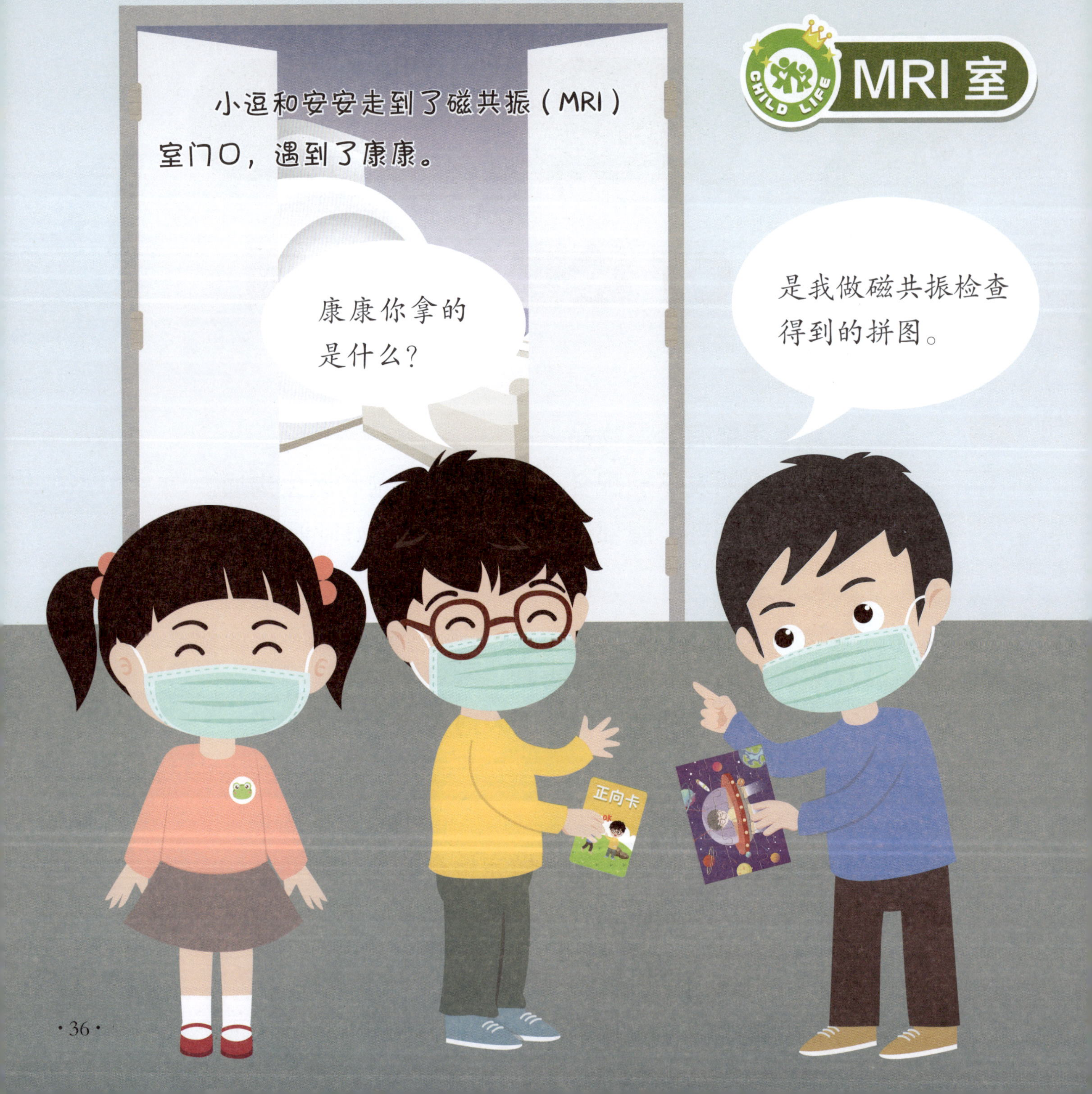

康康你拿的是什么？

是我做磁共振检查得到的拼图。

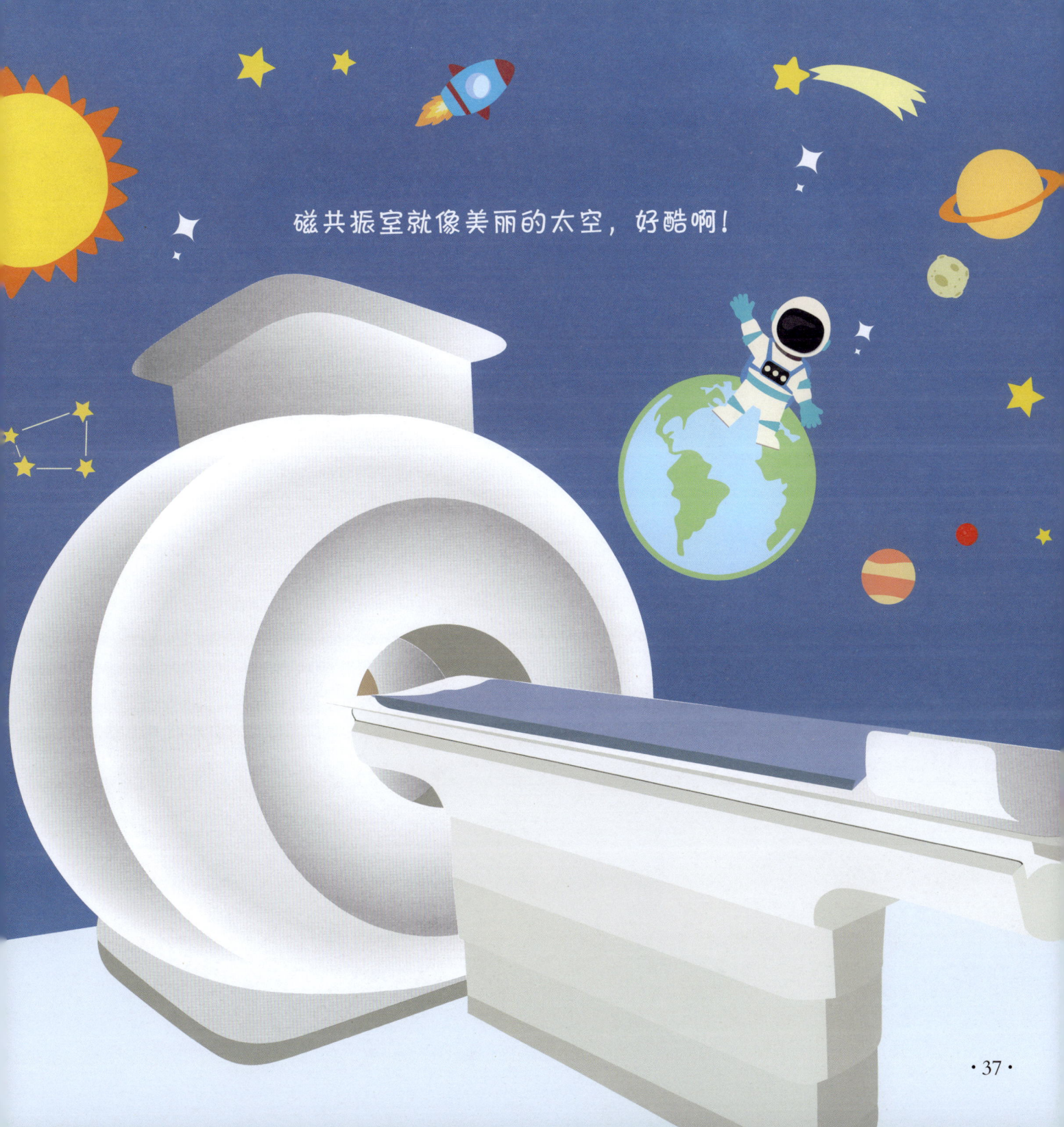

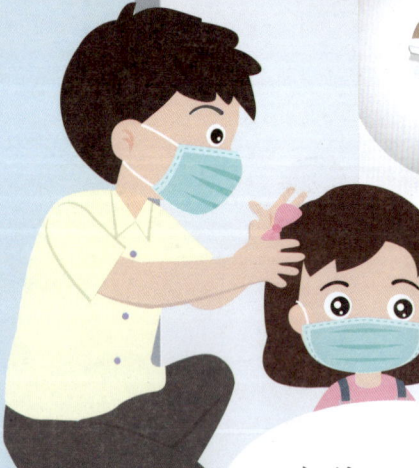

这时,他们看到有位家长在取一位小妹妹头上的蝴蝶结发卡。

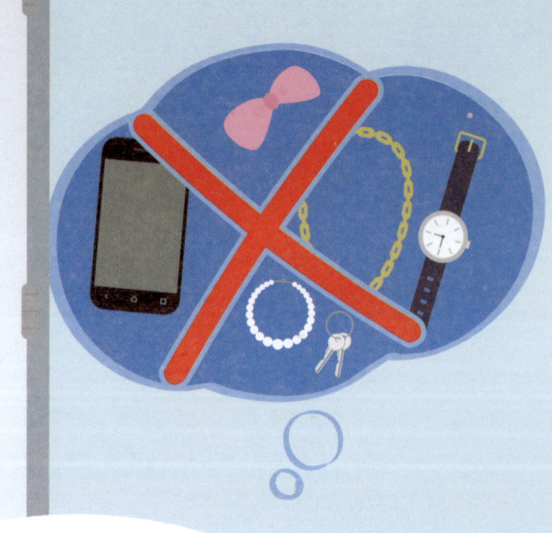

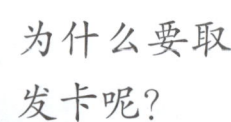

为什么要取发卡呢?

进入前要取下身上所有的金属物品,不然就会被吸走呢!

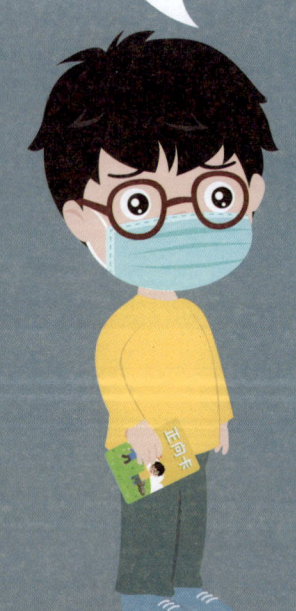
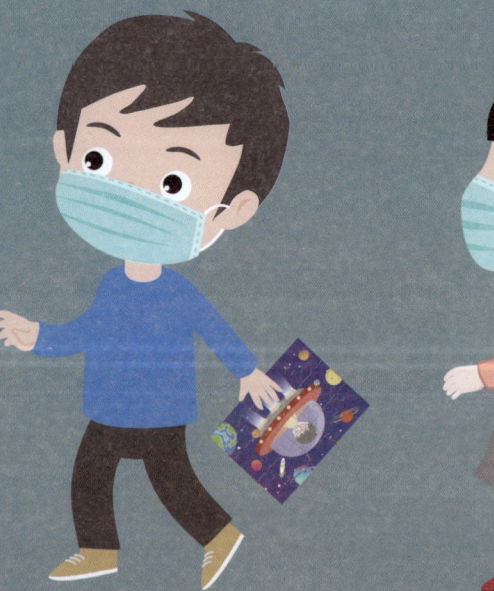
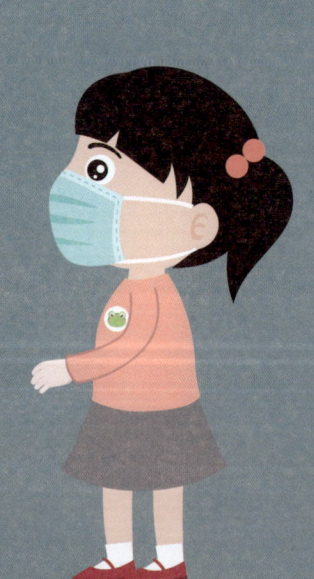

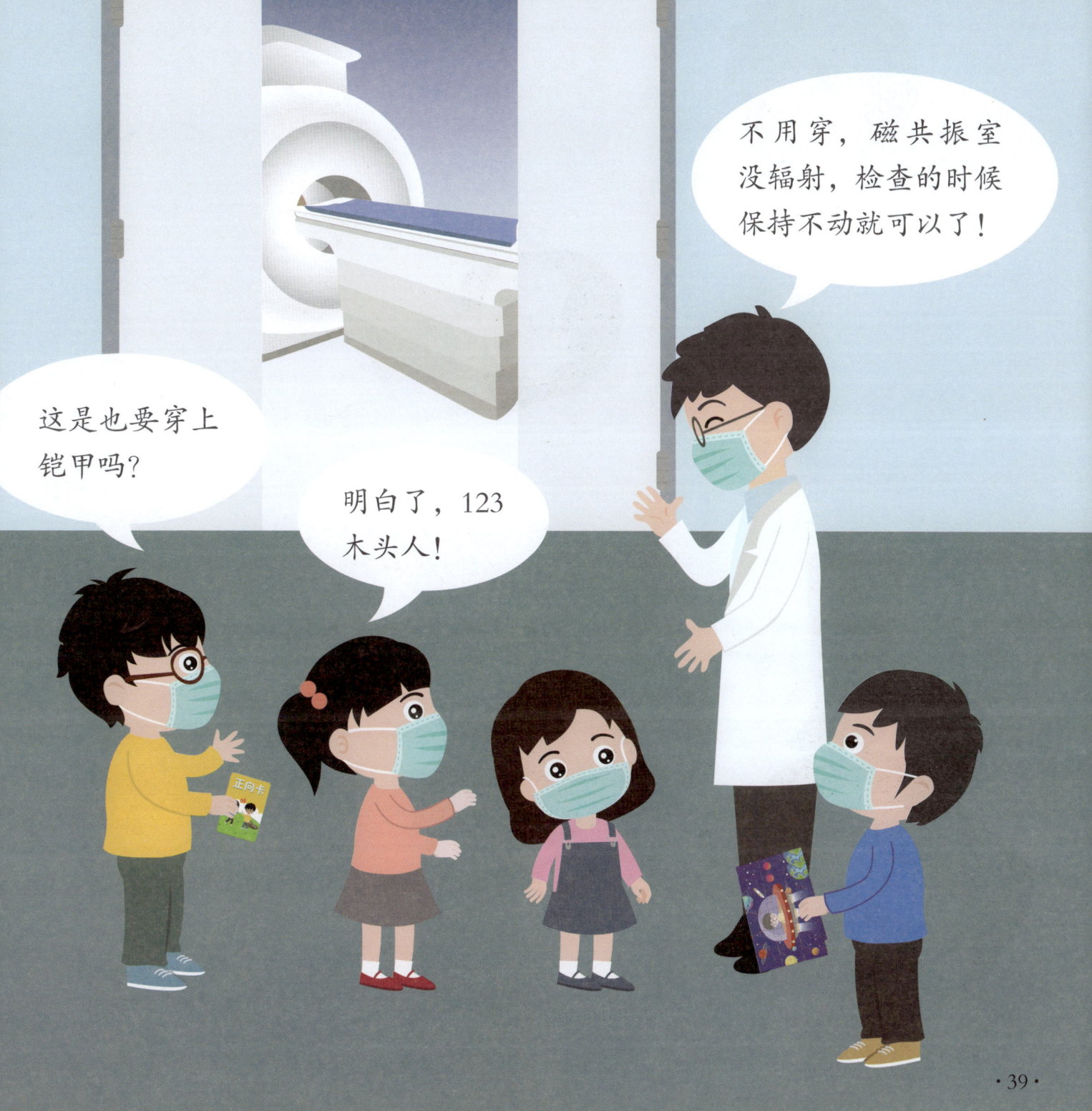

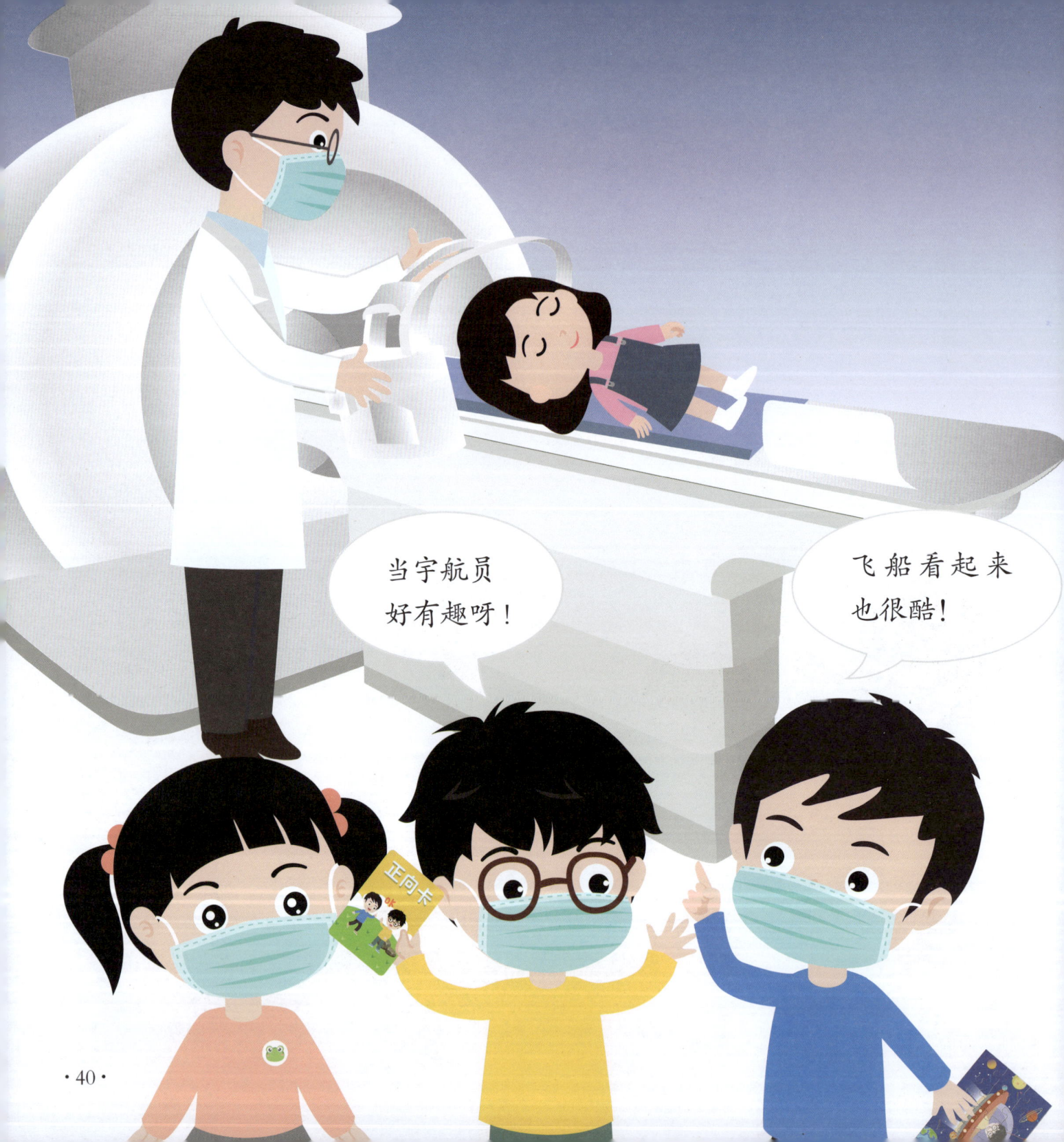

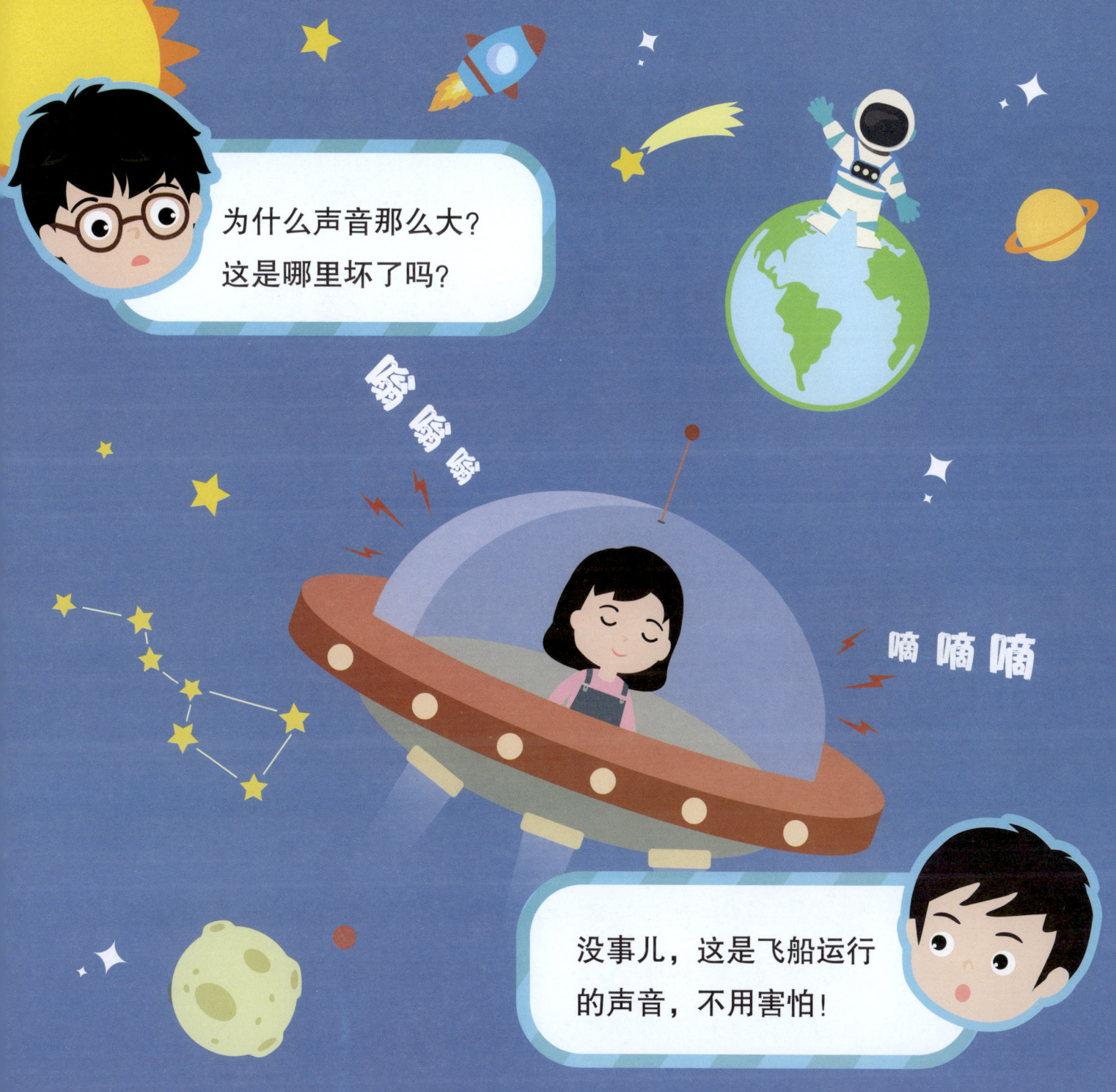

小蛙保健室：磁共振扫描又称MRI，做MRI检查时不会痛，没有辐射，是一项非常安全的检查。

MRI 检查注意事项

检查前

1. 发热患者禁止做 MRI 检查。
2. 身上不可有金属物品。
3. 体内有金属植入物时不可做 MRI 检查。
4. 如果小朋友不能配合，可以在检查前和医生沟通。

检查中

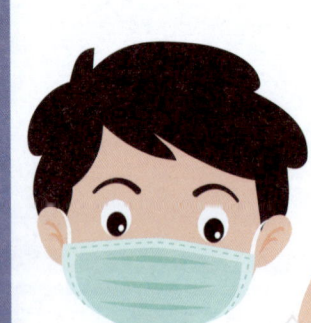

1. 保持不动。
2. 注射对比剂后不舒服要及时告诉医生和护士。

检查后

1. 如果没有注射对比剂，做完检查就可以离开。
2. 如果有注射对比剂，观察半小时，无不适方可离开。
3. 记得多喝水噢。

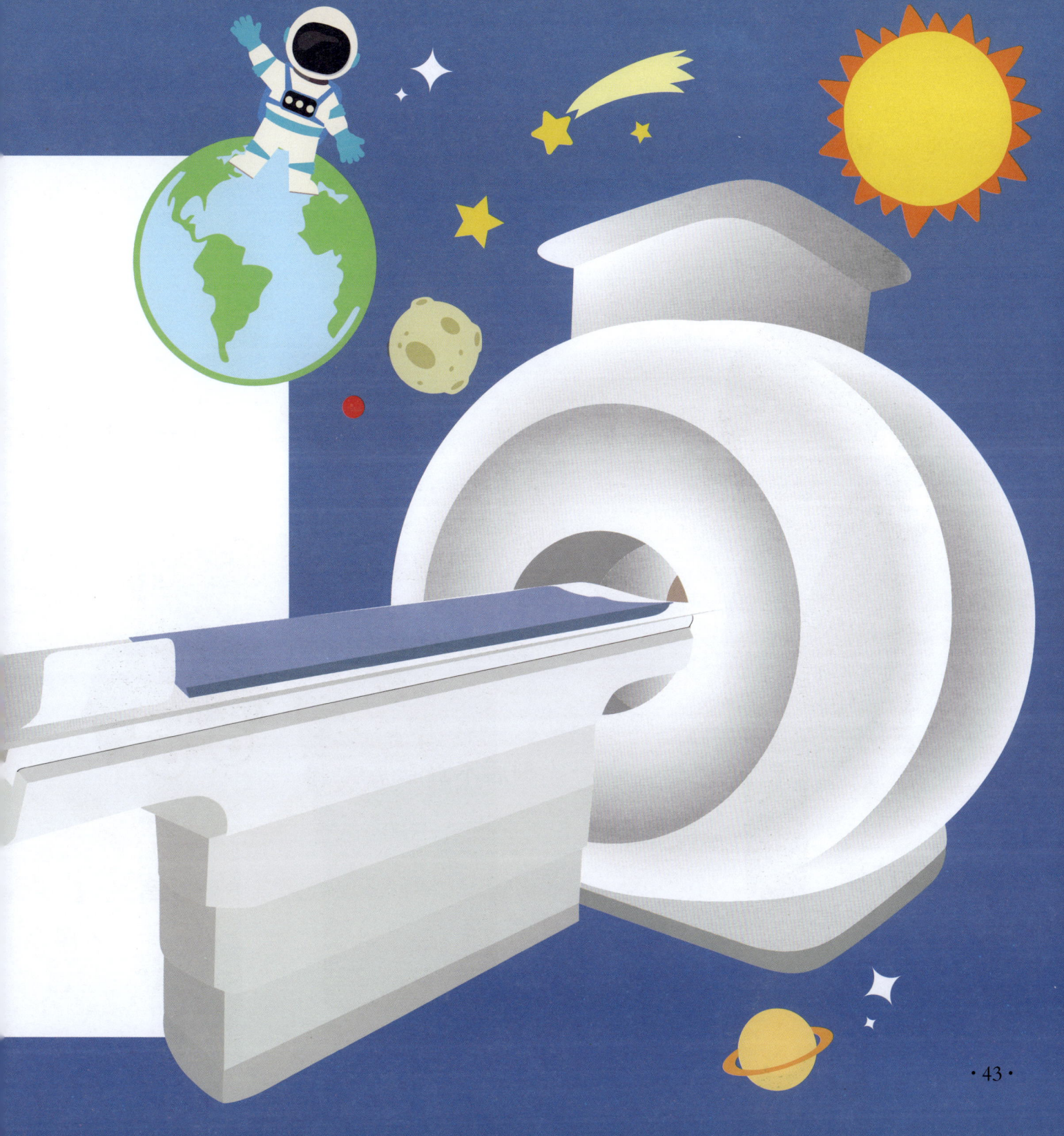

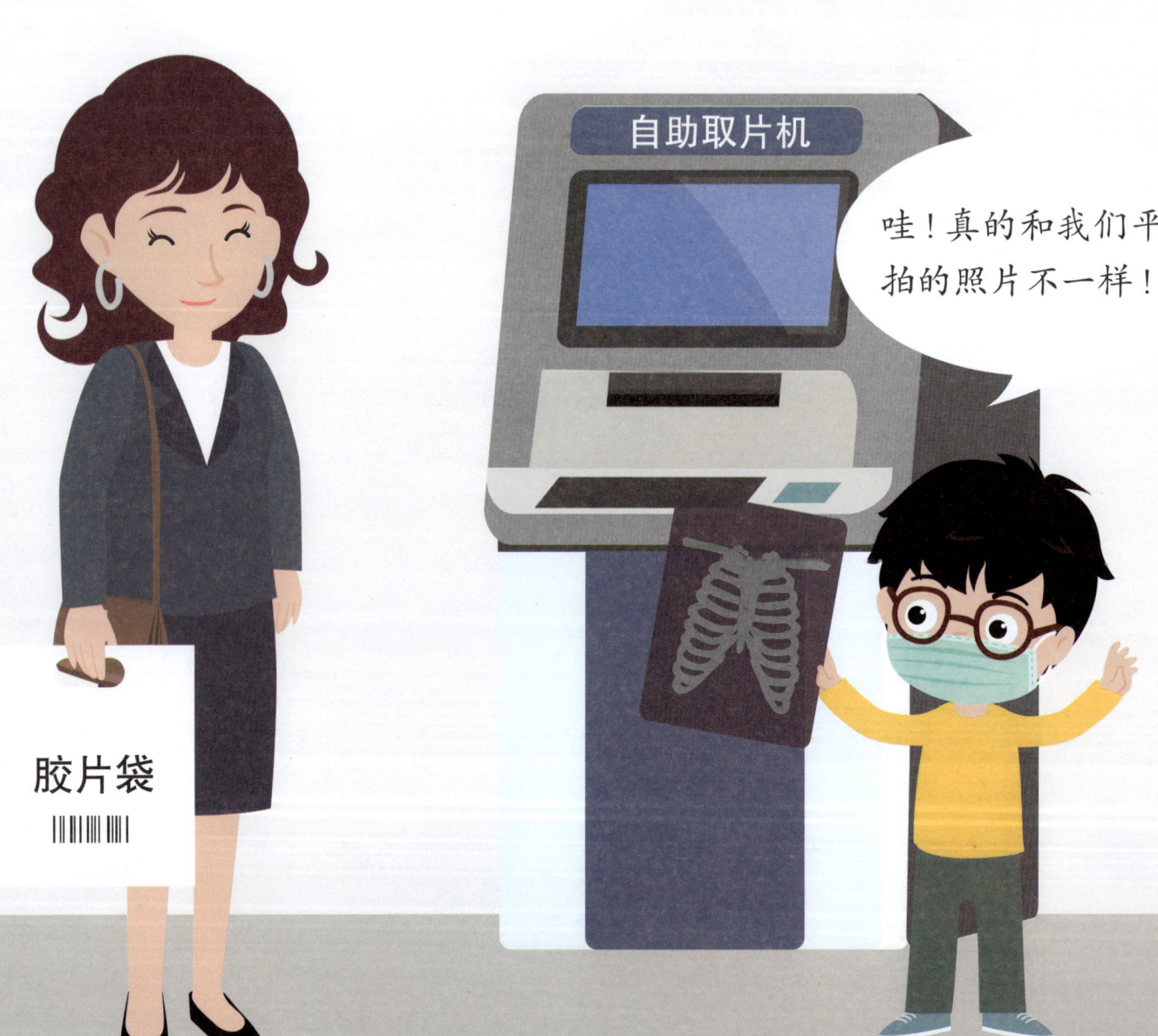

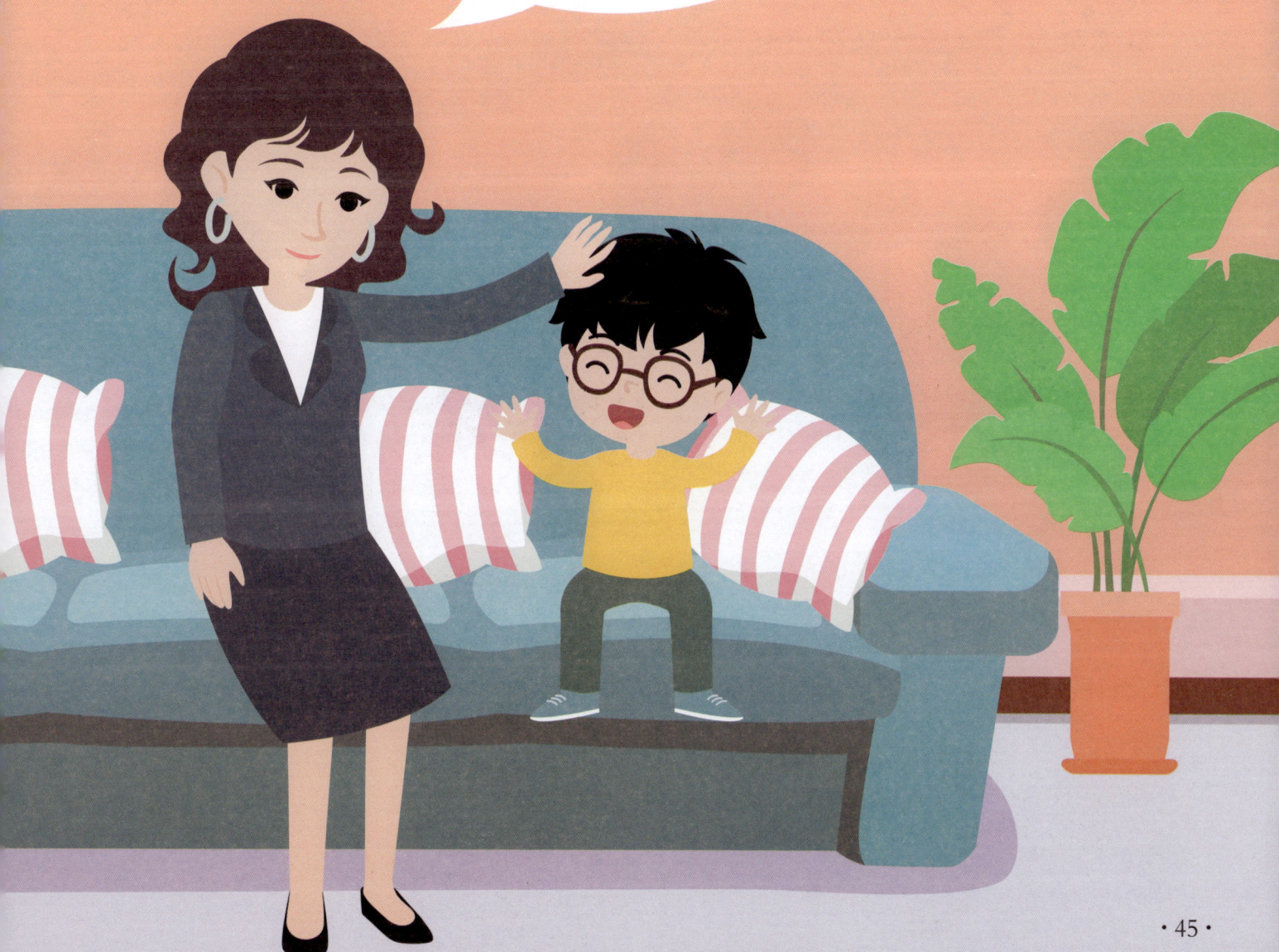

小朋友们经历了神奇的摄影棚之旅,身体恢复了健康,又在一起玩耍了。

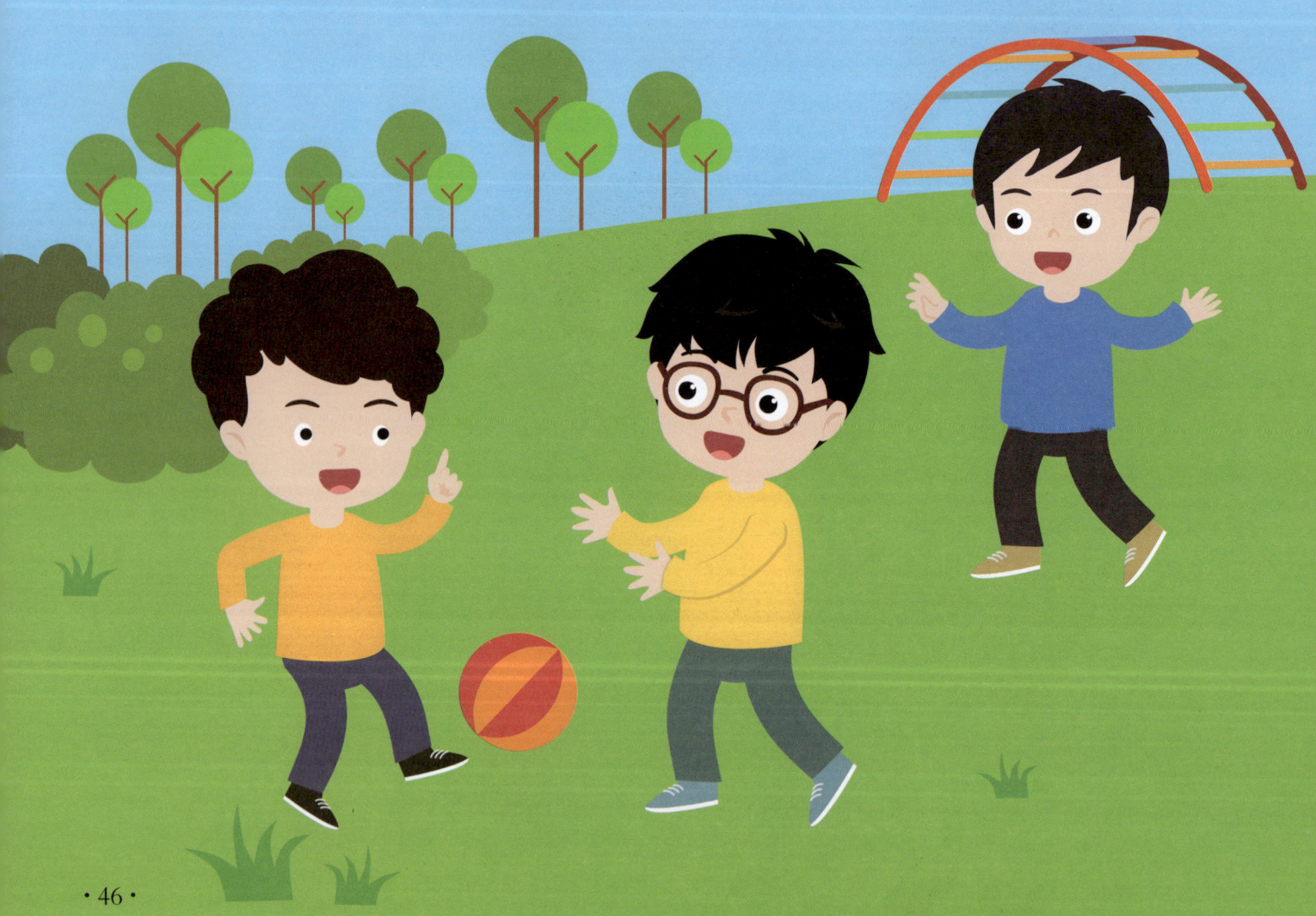

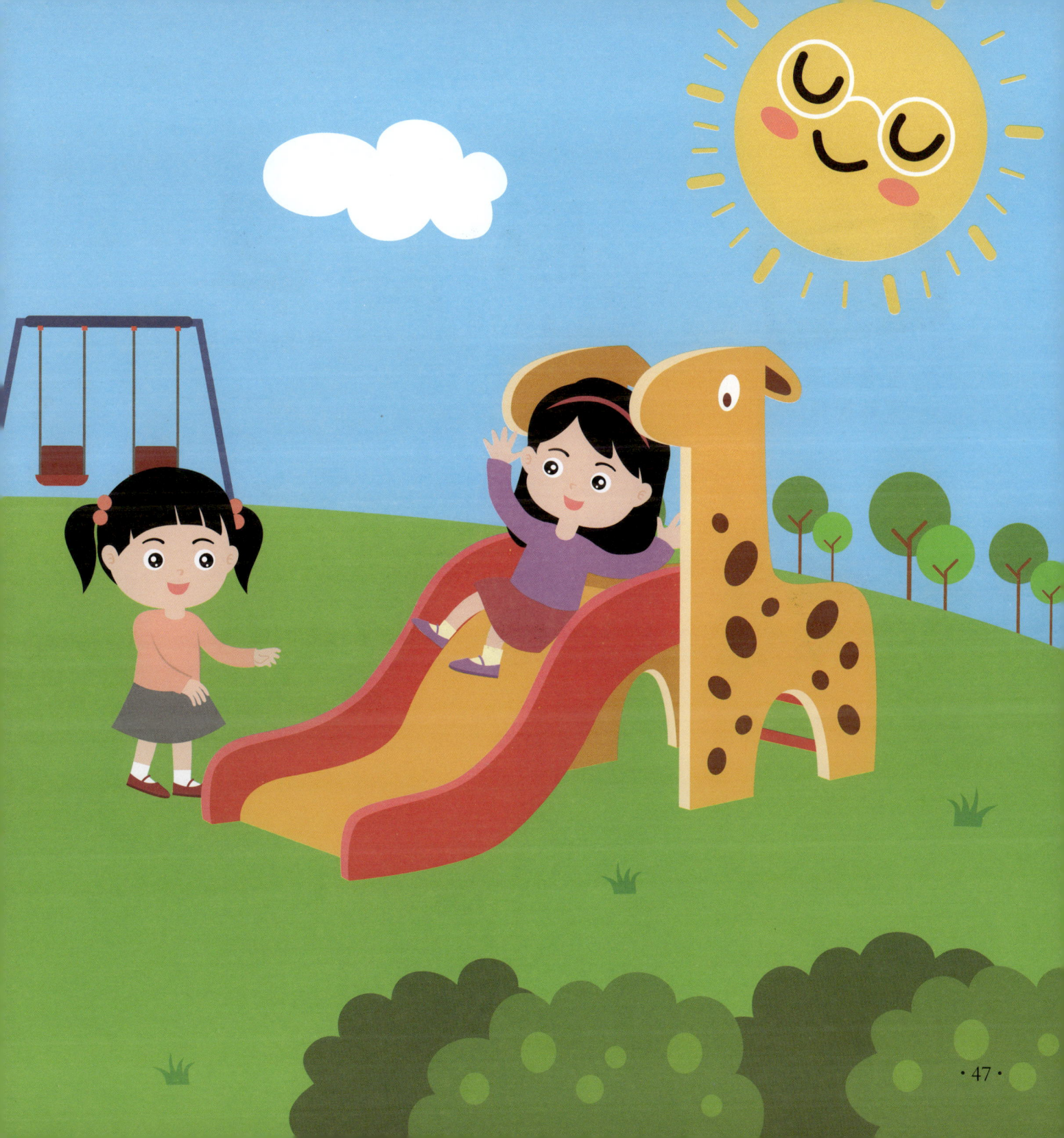

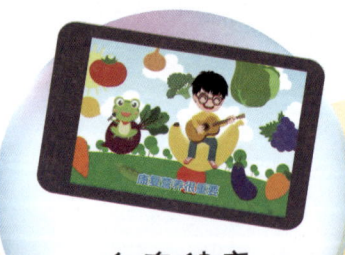
全套健康宣教视频

勇气存折

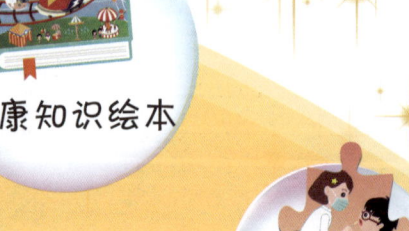
健康知识绘本

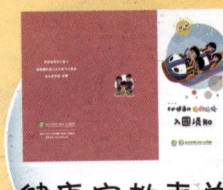
健康宣教表单

勇气球

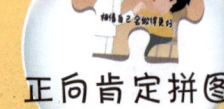
正向肯定拼图

正向肯定卡片

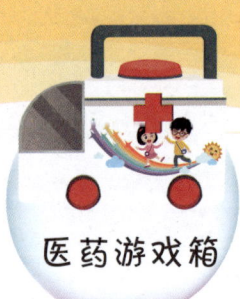
手偶

医药游戏箱

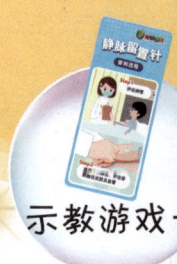
示教游戏

让我们一起帮助孩子克服对医院的焦虑和恐惧，提高治疗依从性的同时完成健康教育，协助孩子在医疗过程中建立自信。

儿童医疗辅导游戏包

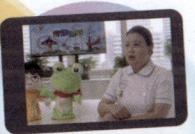
教学视频

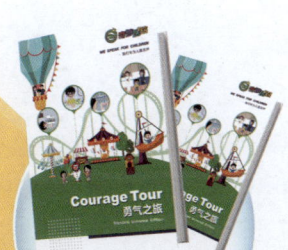
治疗话术汇编

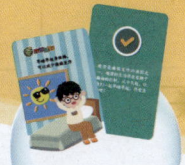
问答扑克牌

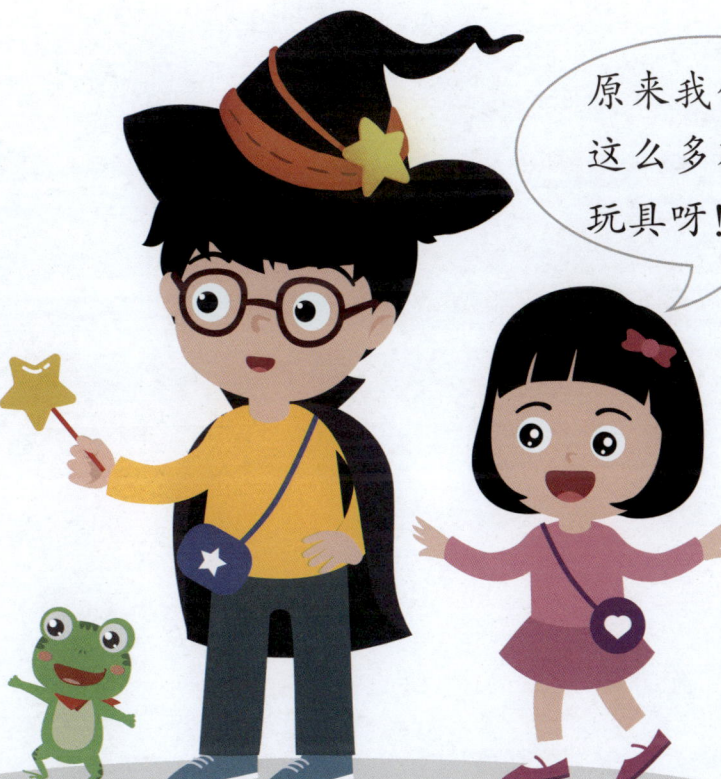

原来我们还有这么多有趣的玩具呀!

守护健康的奇幻乐园
奇妙雾化之旅

儿童医疗辅导专业组编委会 主编

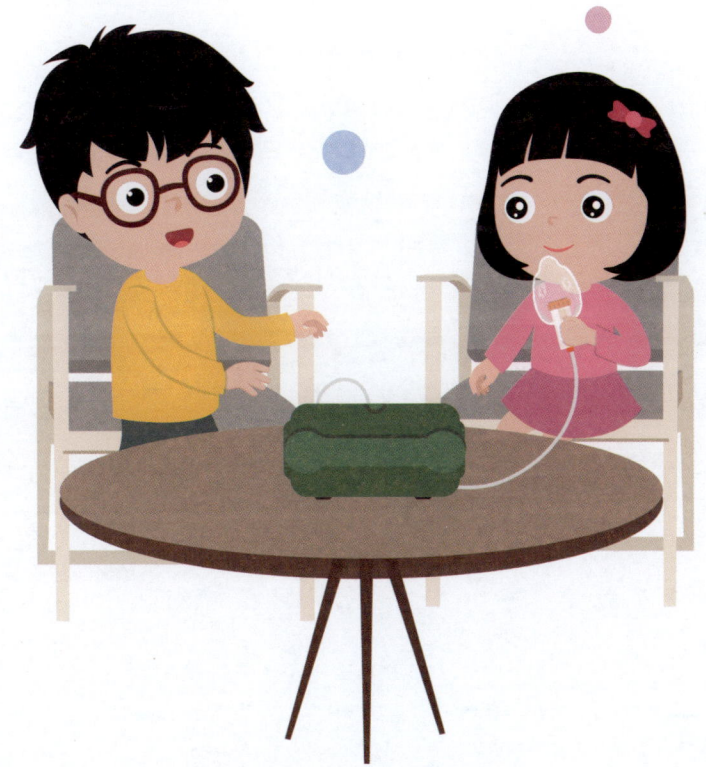

四川大学出版社
SICHUAN UNIVERSITY PRESS

儿童医疗辅导专业组编委会

（排名不分先后）

主　任：赵秀芳　车　慧
副主任：胡　娟　康冰瑶　马晶晶　刘　玲　罗　丹
　　　　李信仪　胡宥纶　李　旻　许晋祯
委　员：谢　红　李　丹　杜佳敏　李　雪

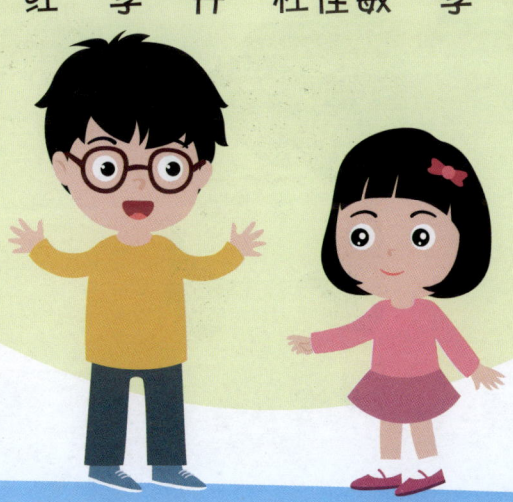

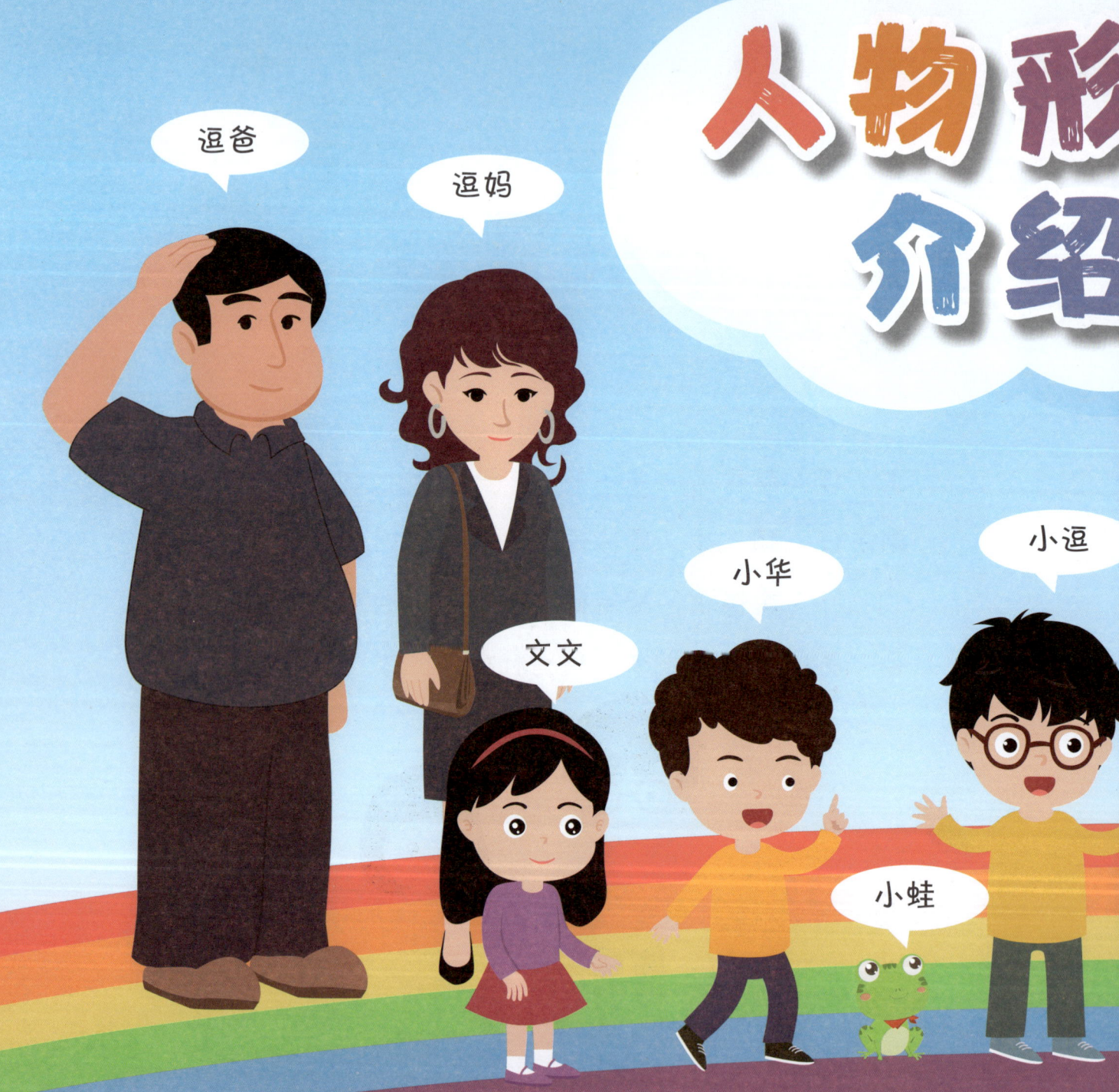

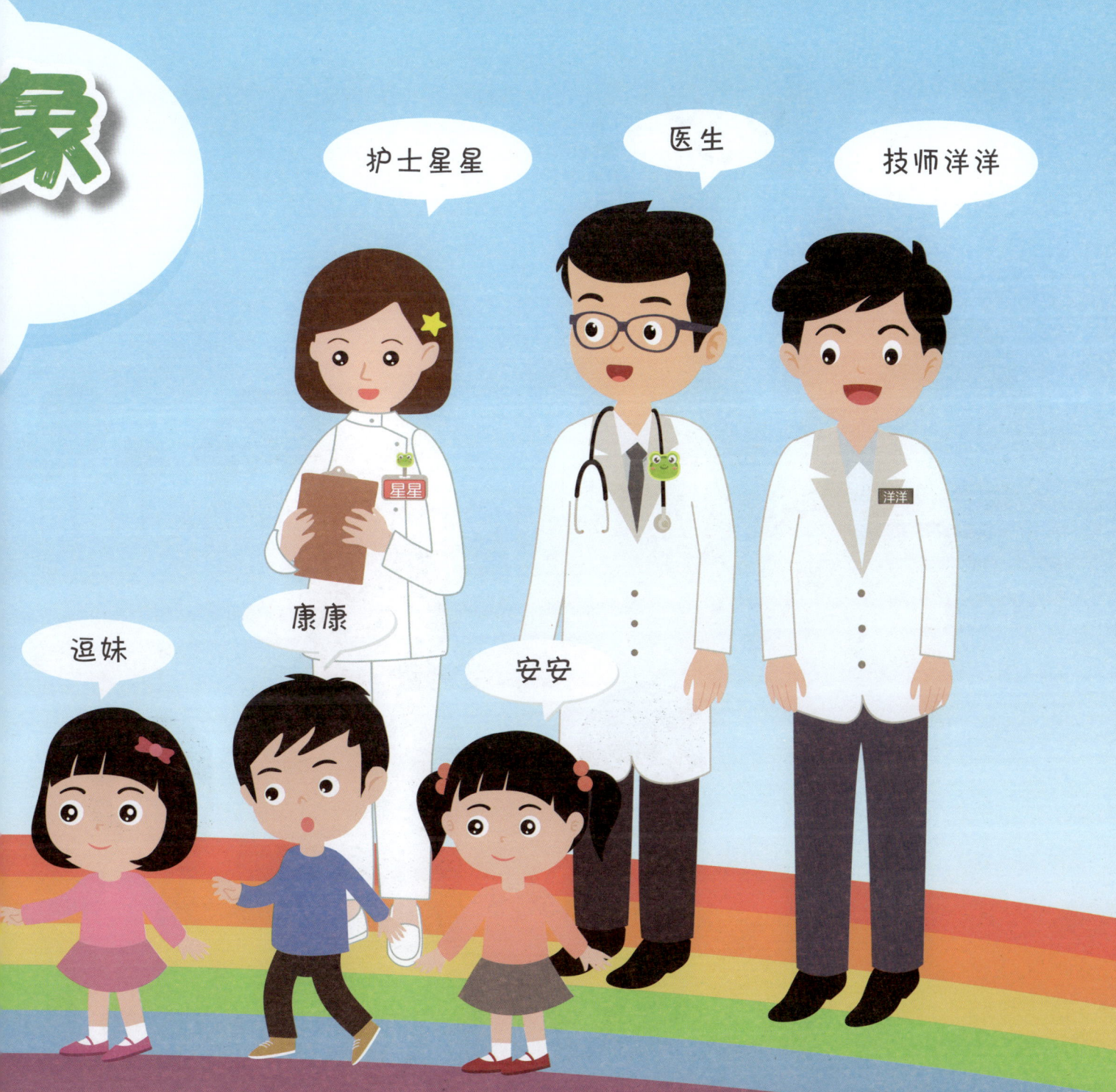

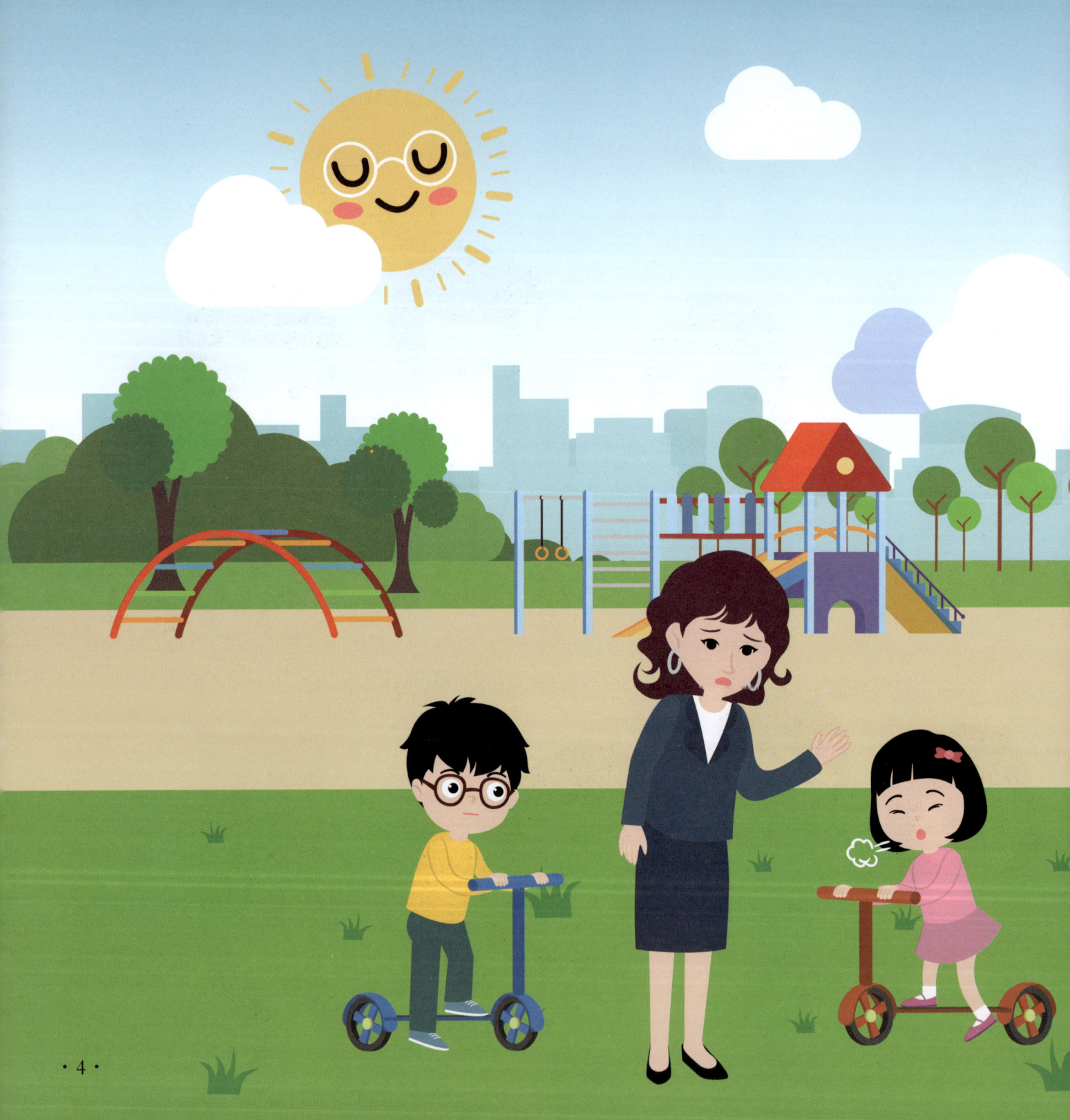

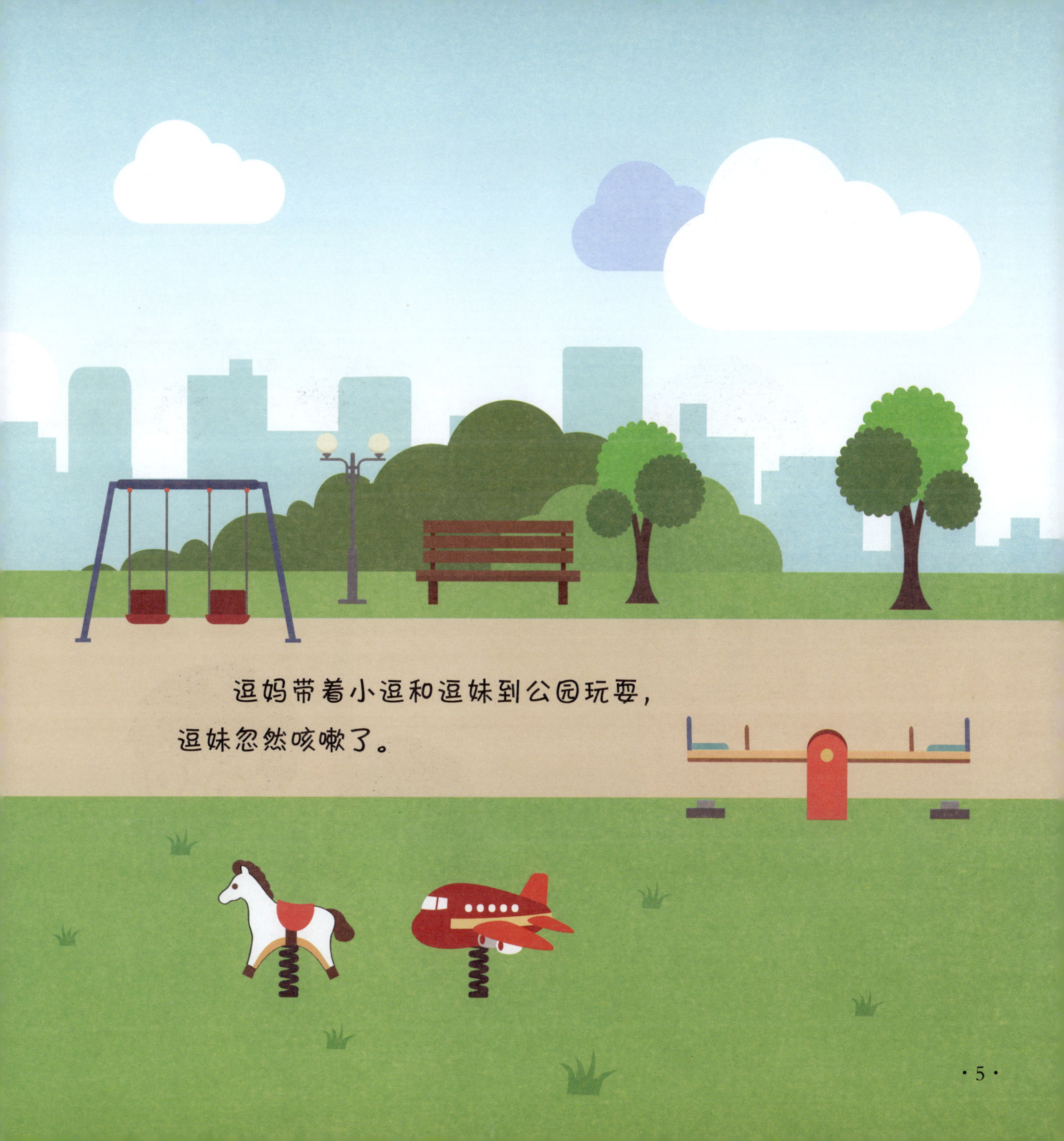

逗妈带着小逗和逗妹到公园玩耍，逗妹忽然咳嗽了。

逗妈带逗妹到医院就诊,
医生说逗妹需要做雾化治疗。

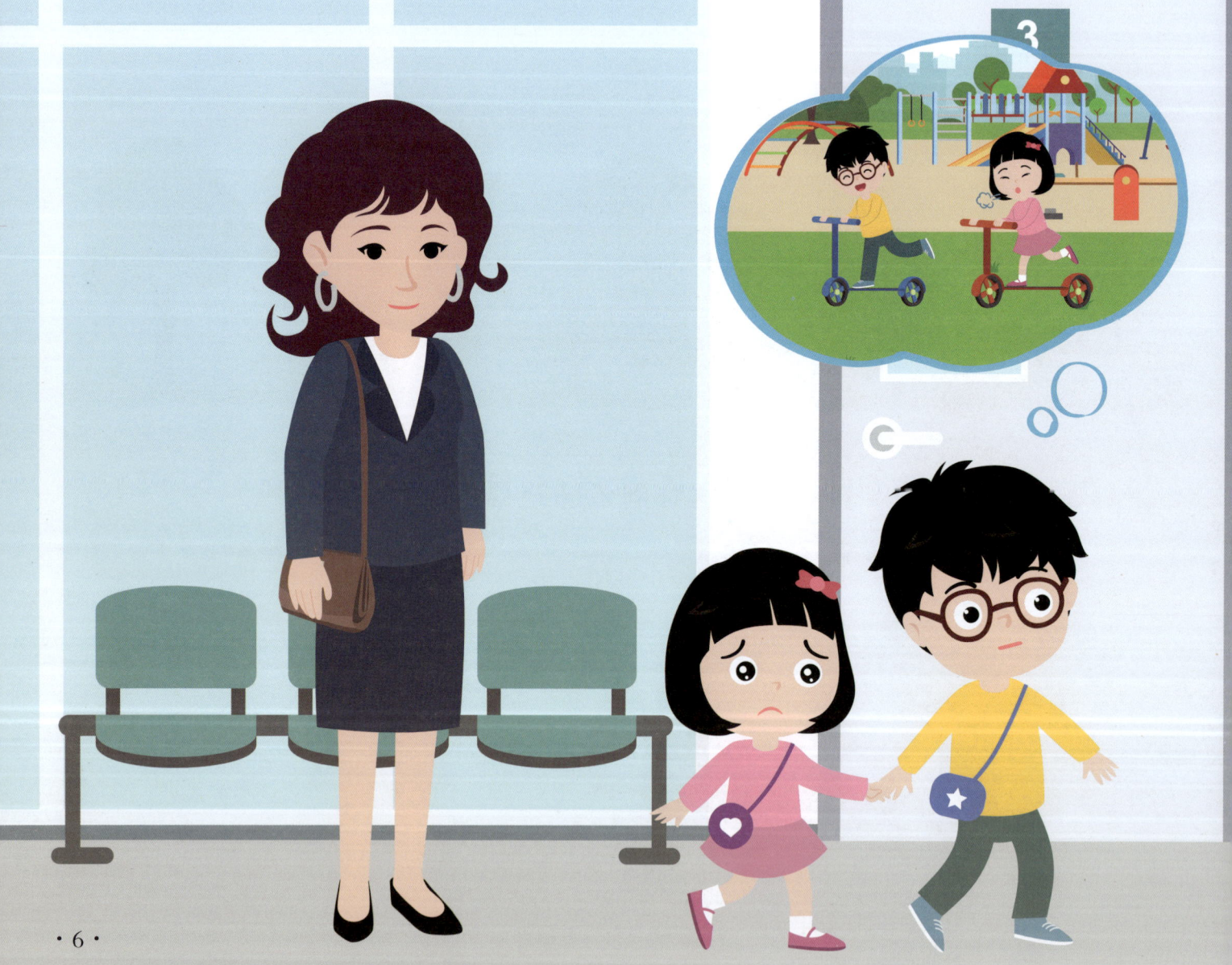

逗妈带着逗妹来到了儿科门诊治疗室，
护士星星姐姐热情地接待了他们。
他们的奇妙雾化之旅就此开启了……

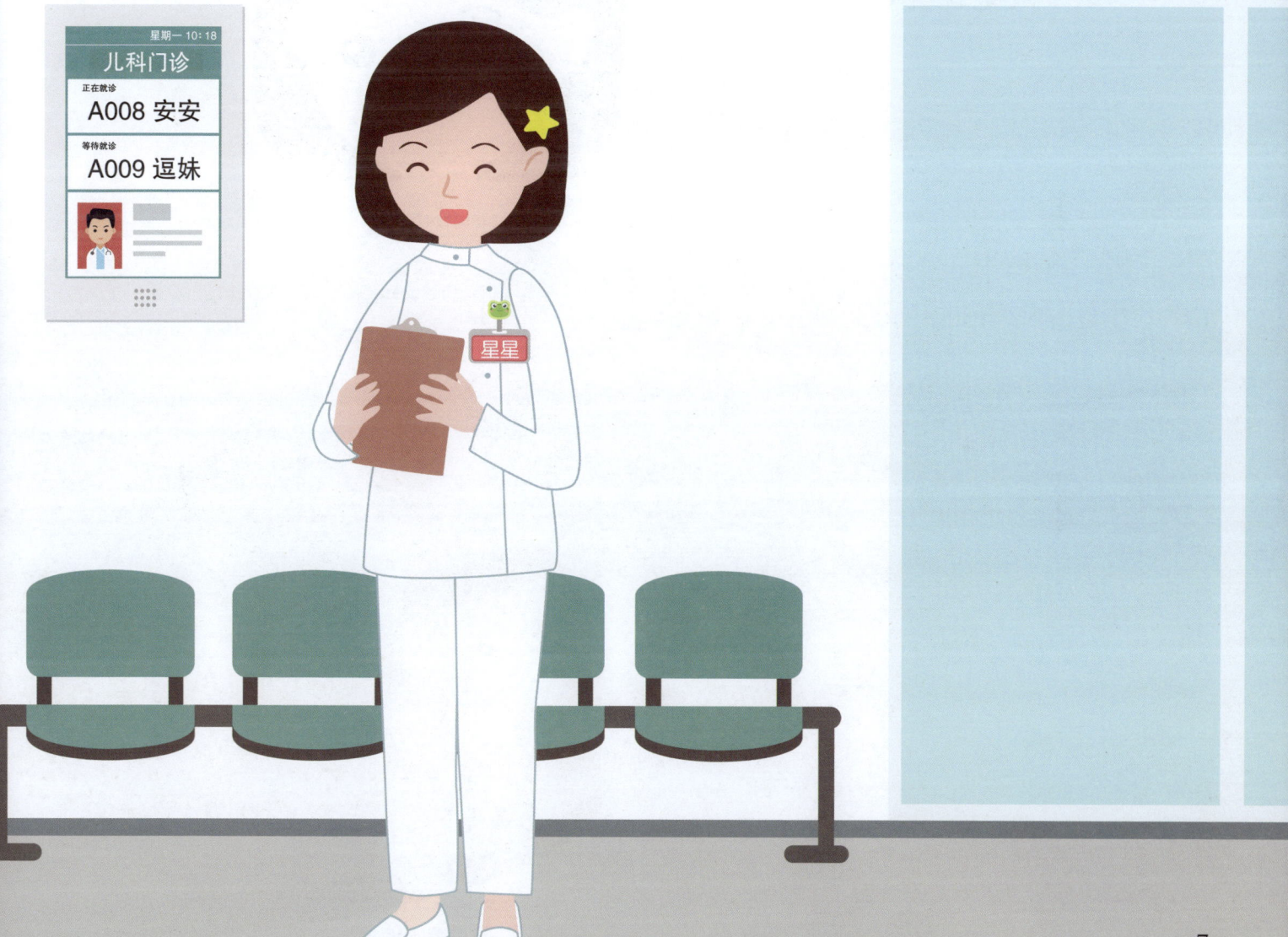

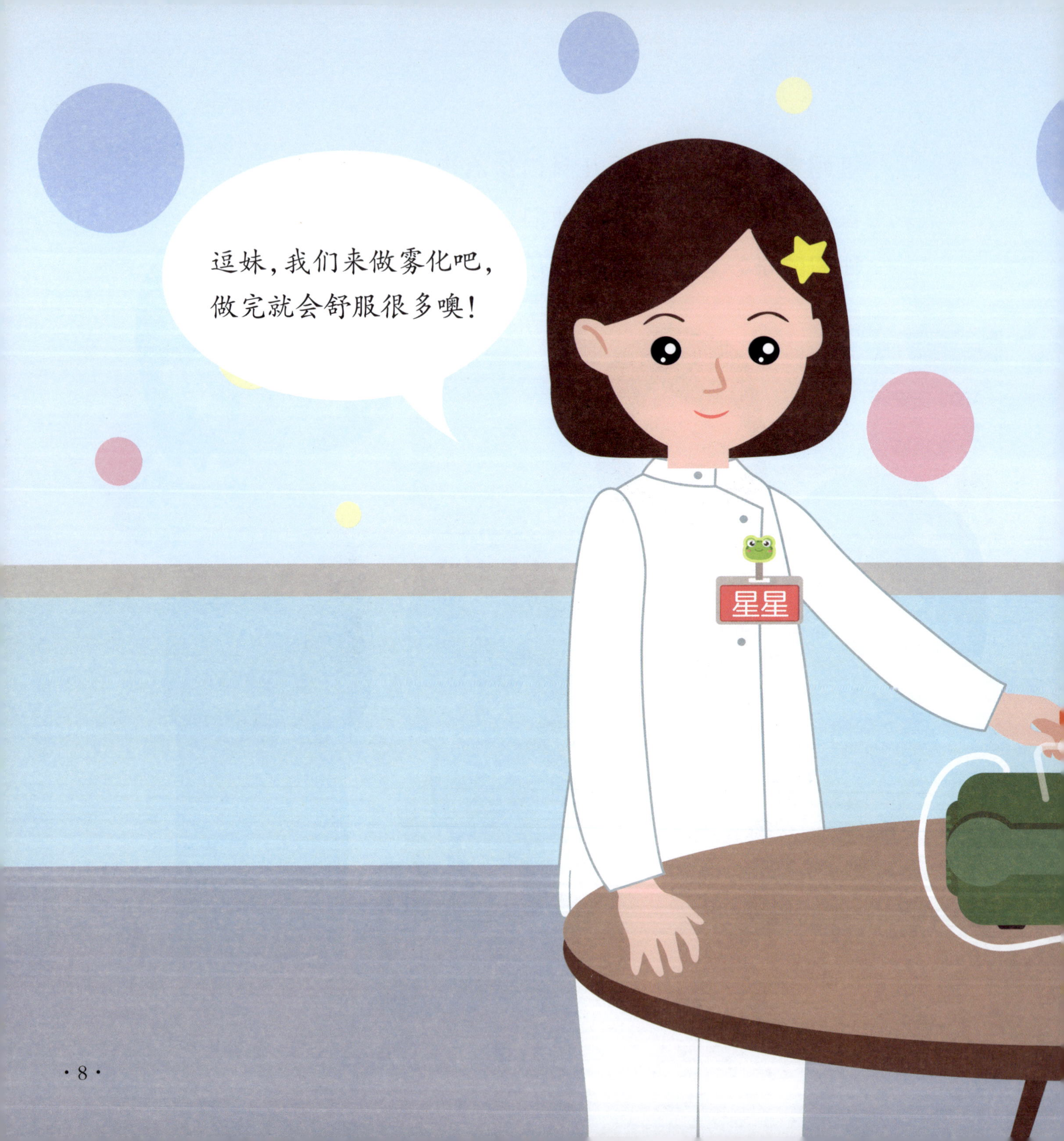

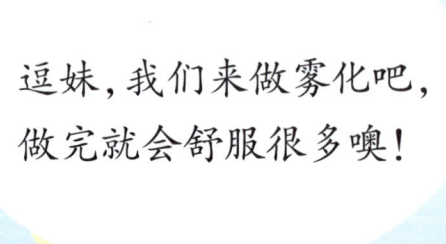

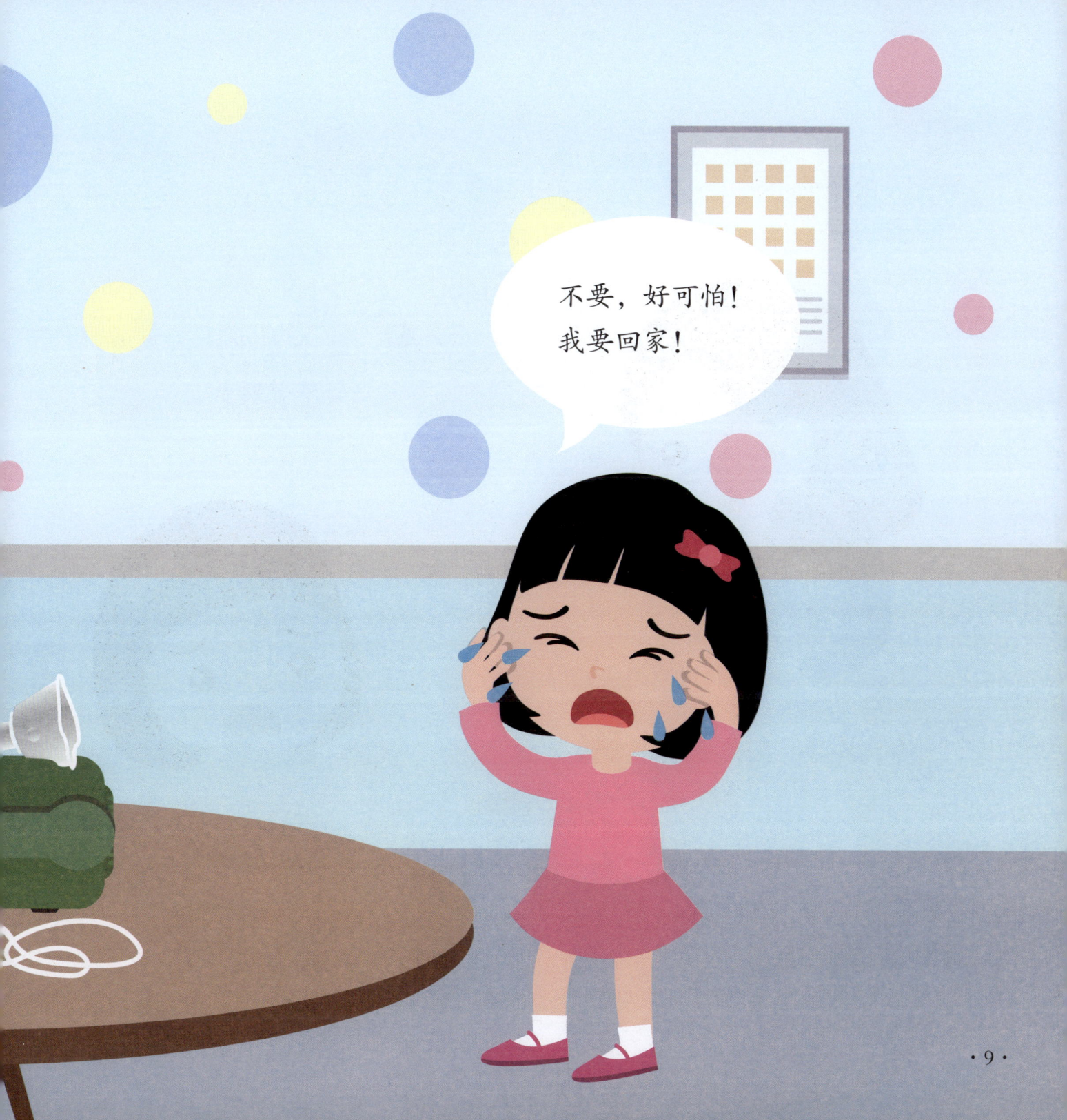

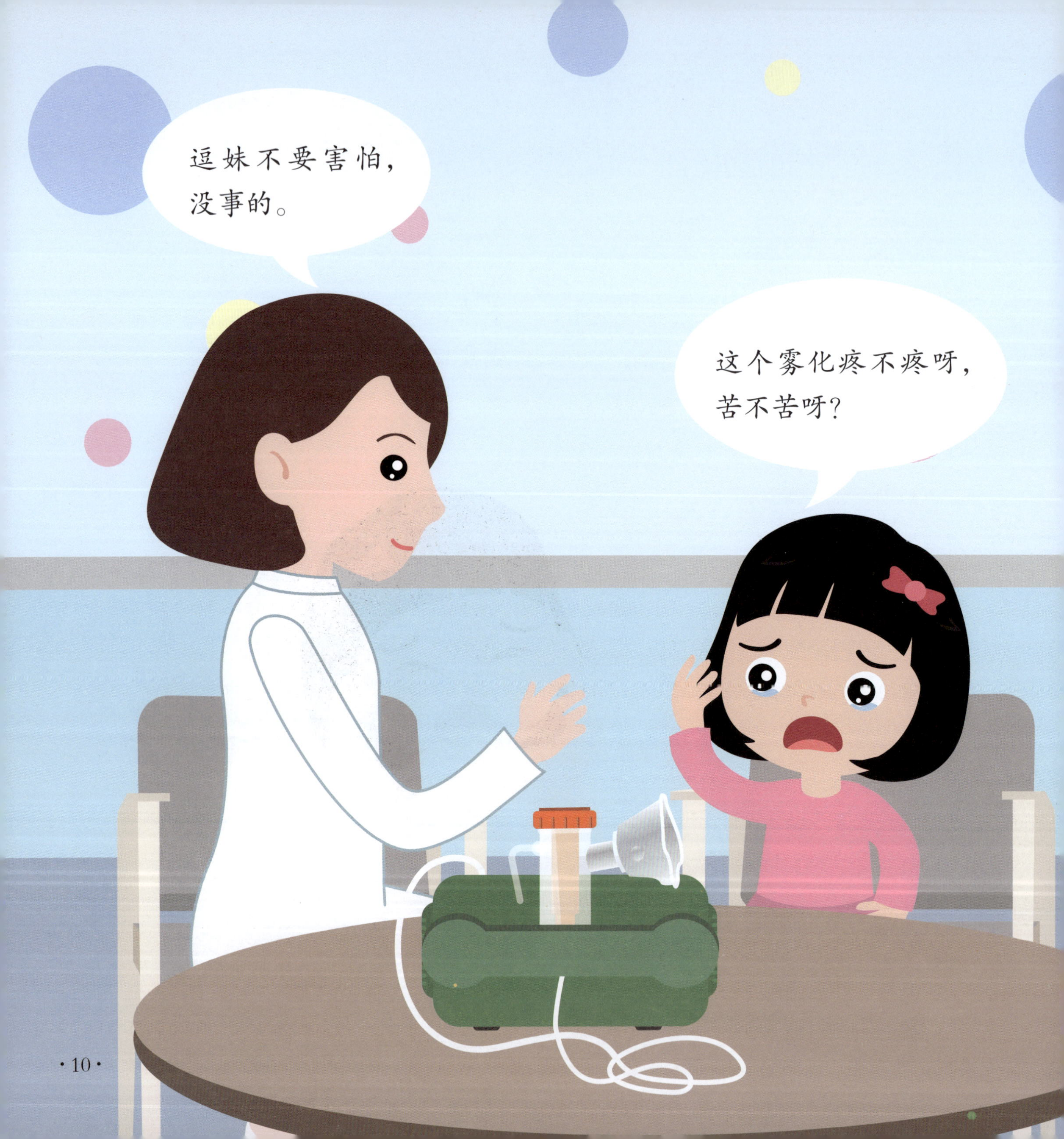

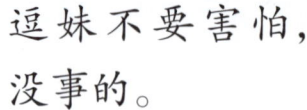

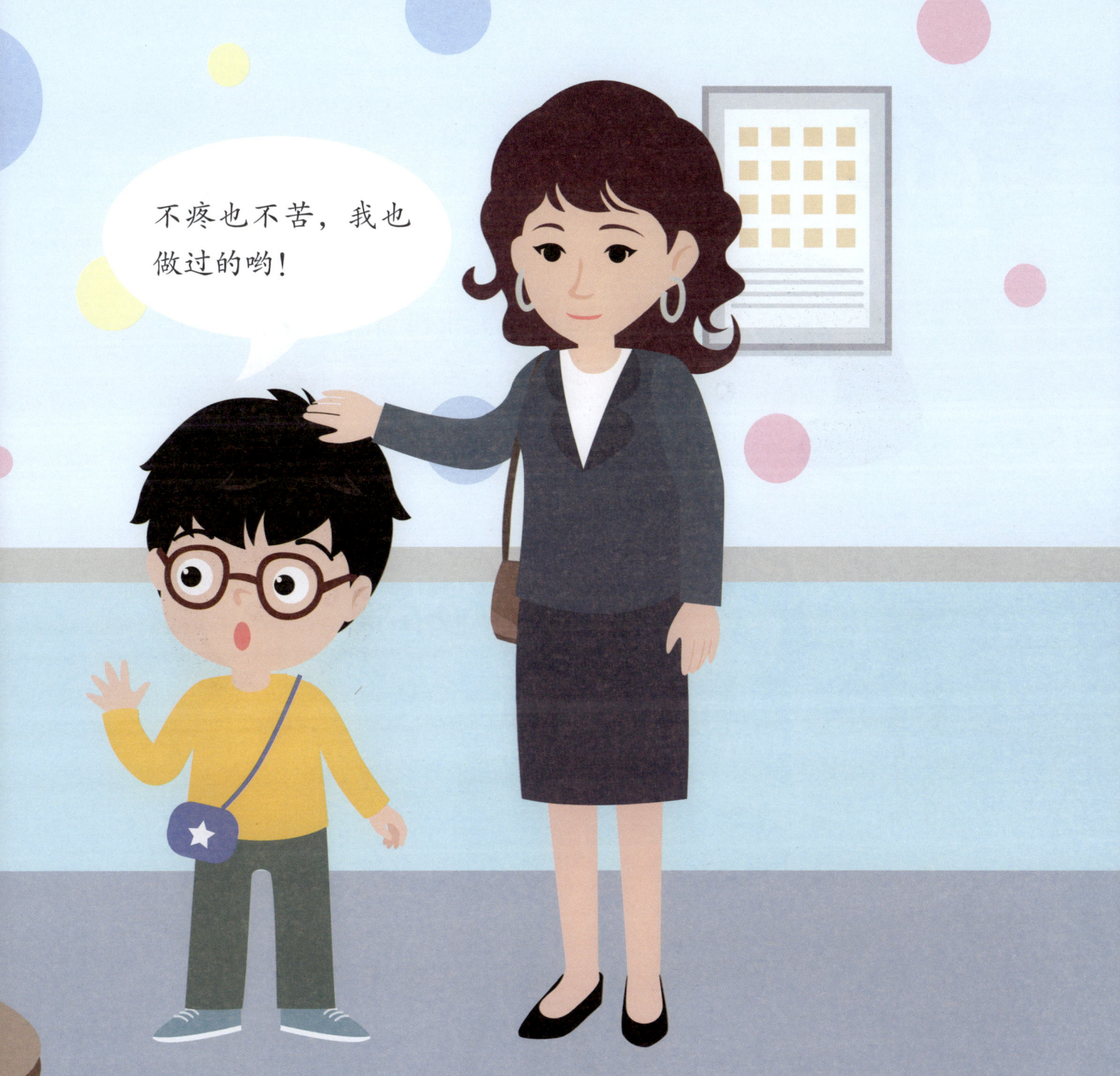

雾化开始了

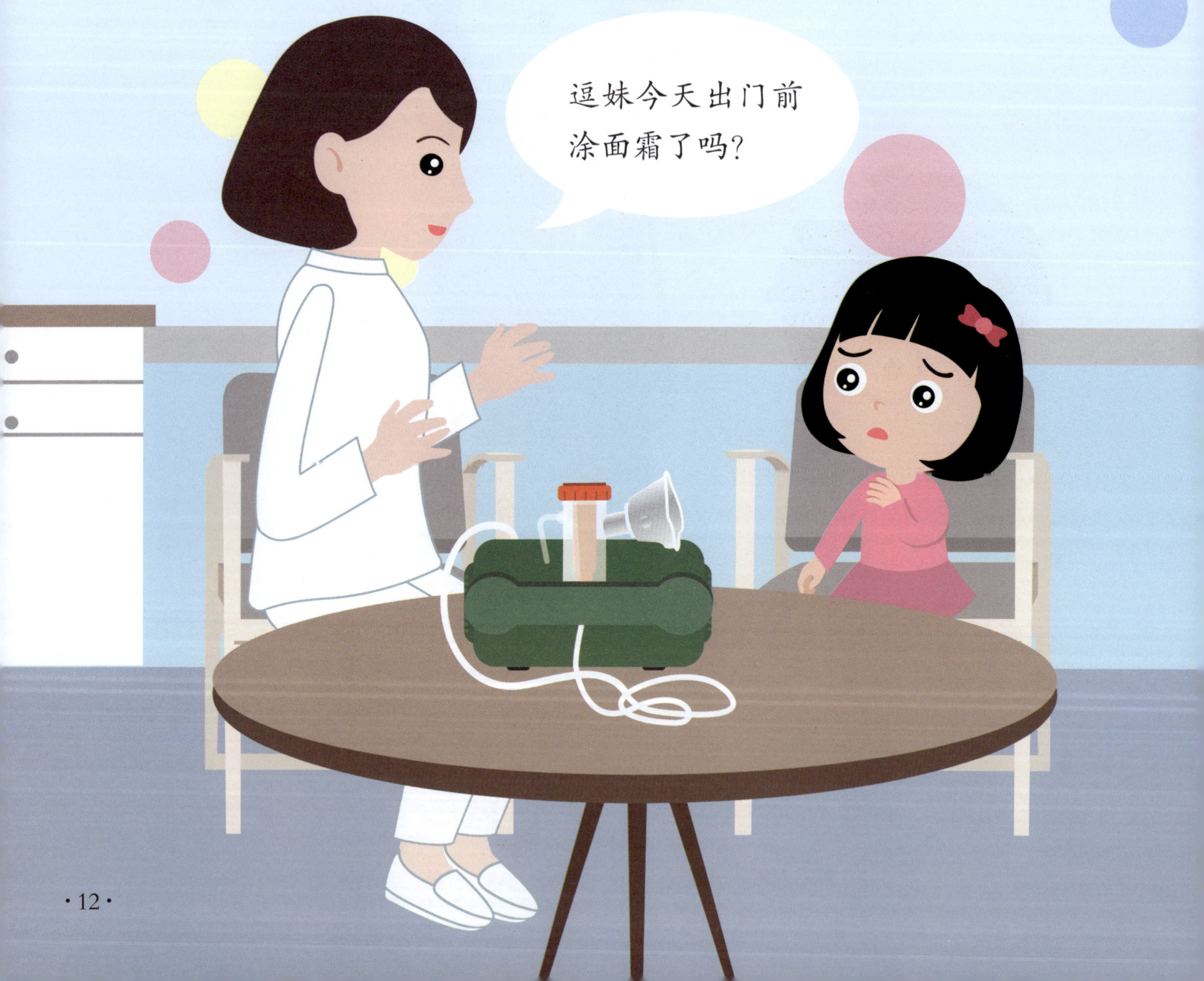

逗妹今天出门前涂面霜了吗?

·12·

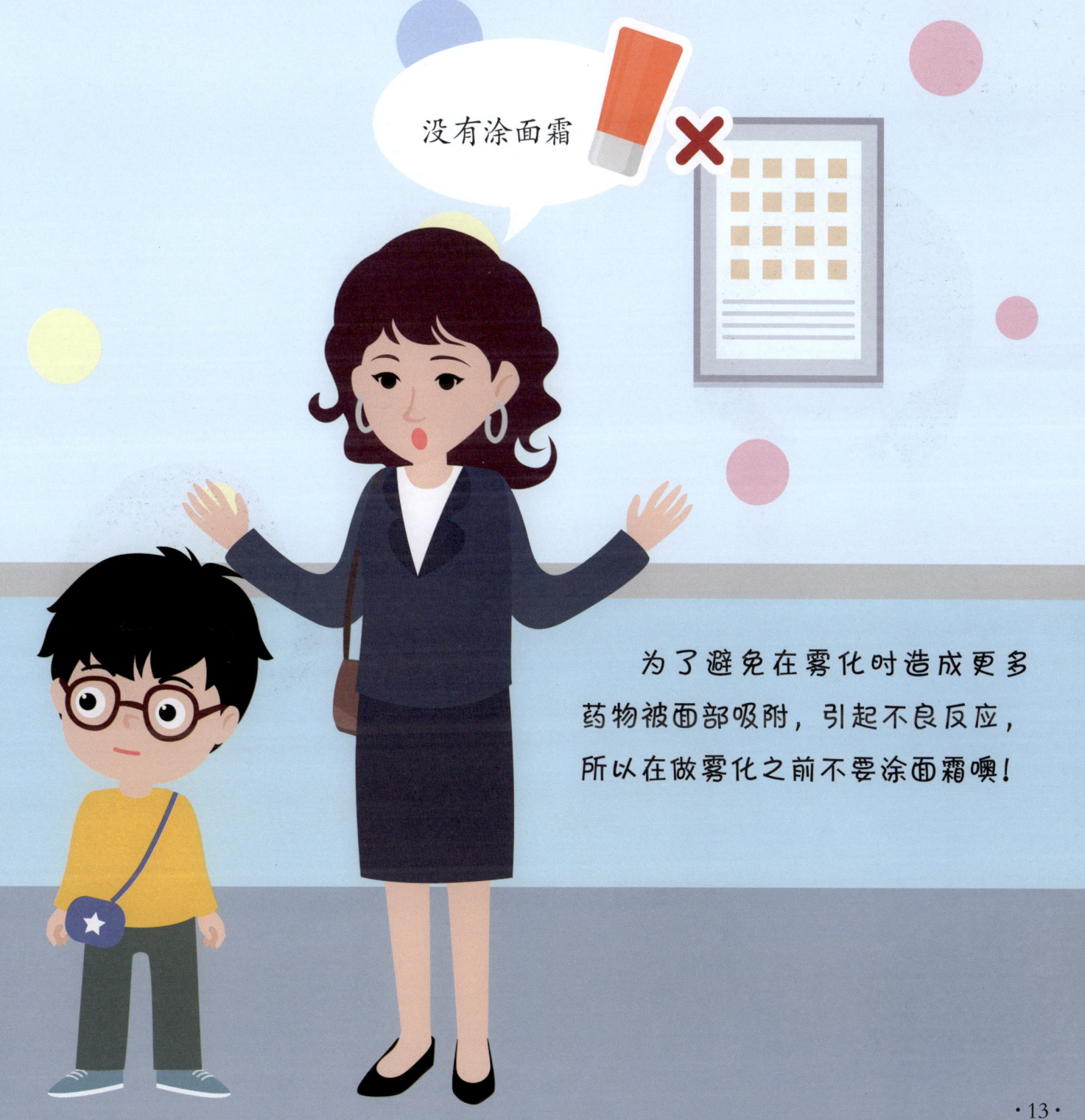

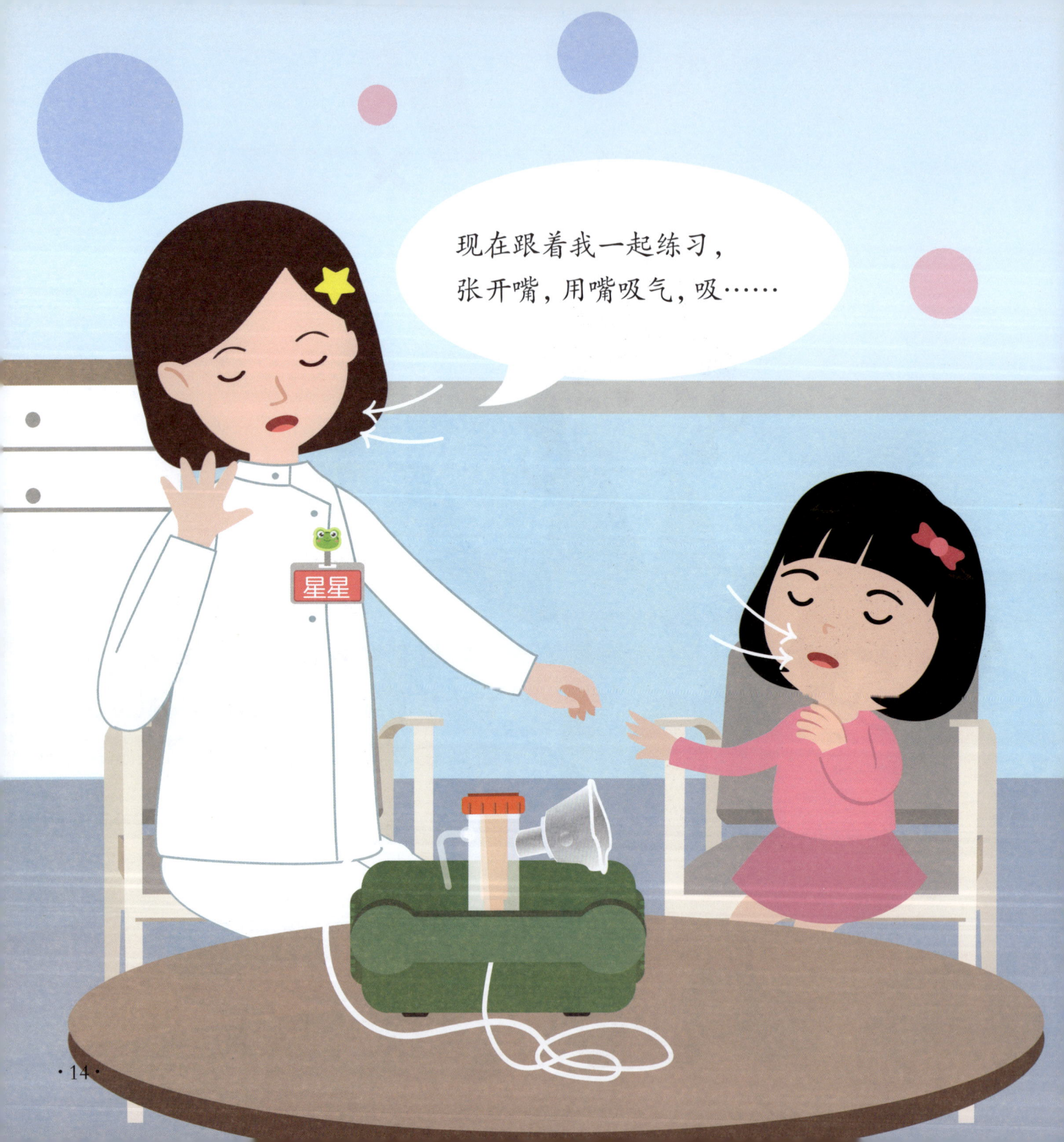

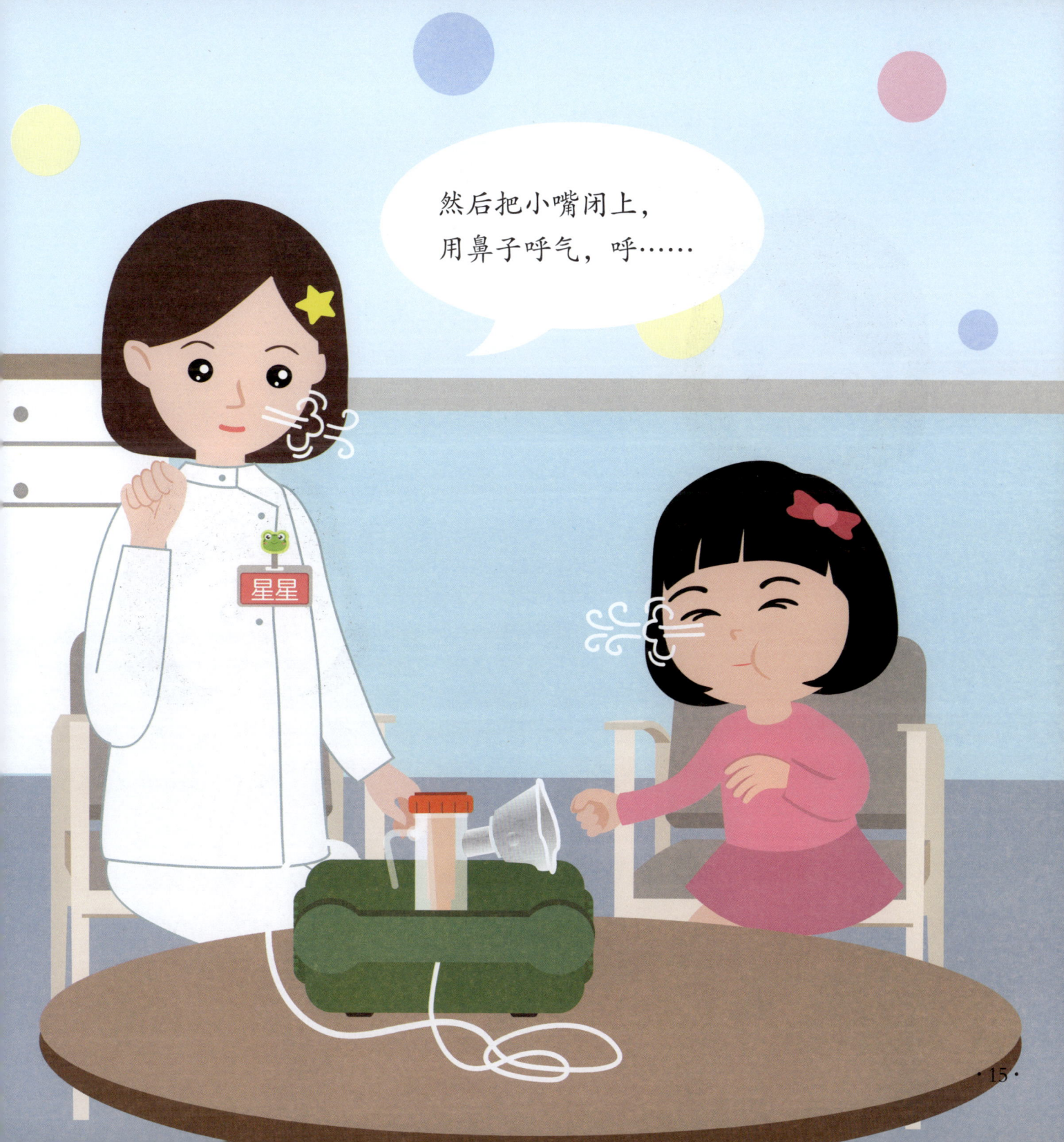

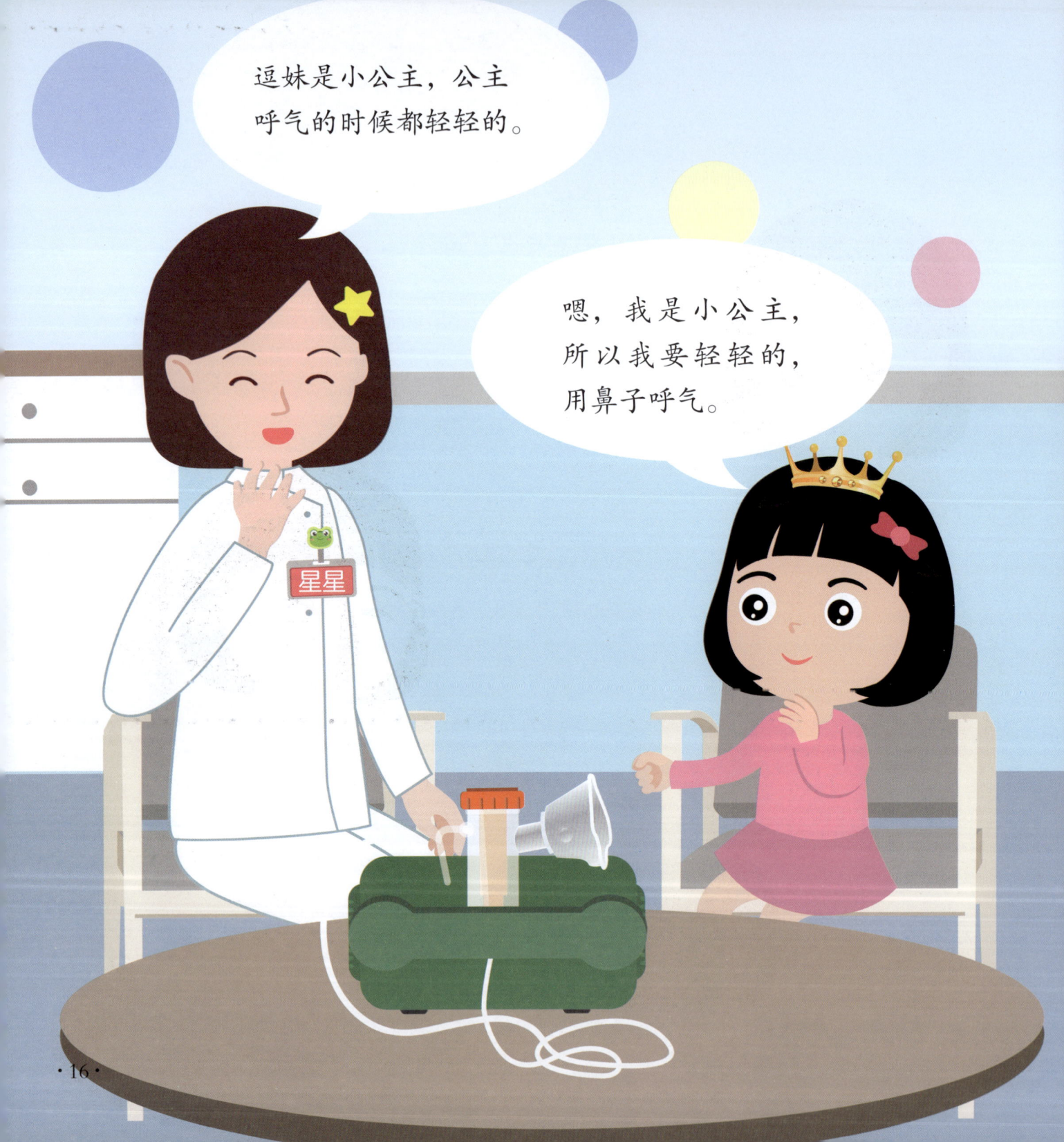

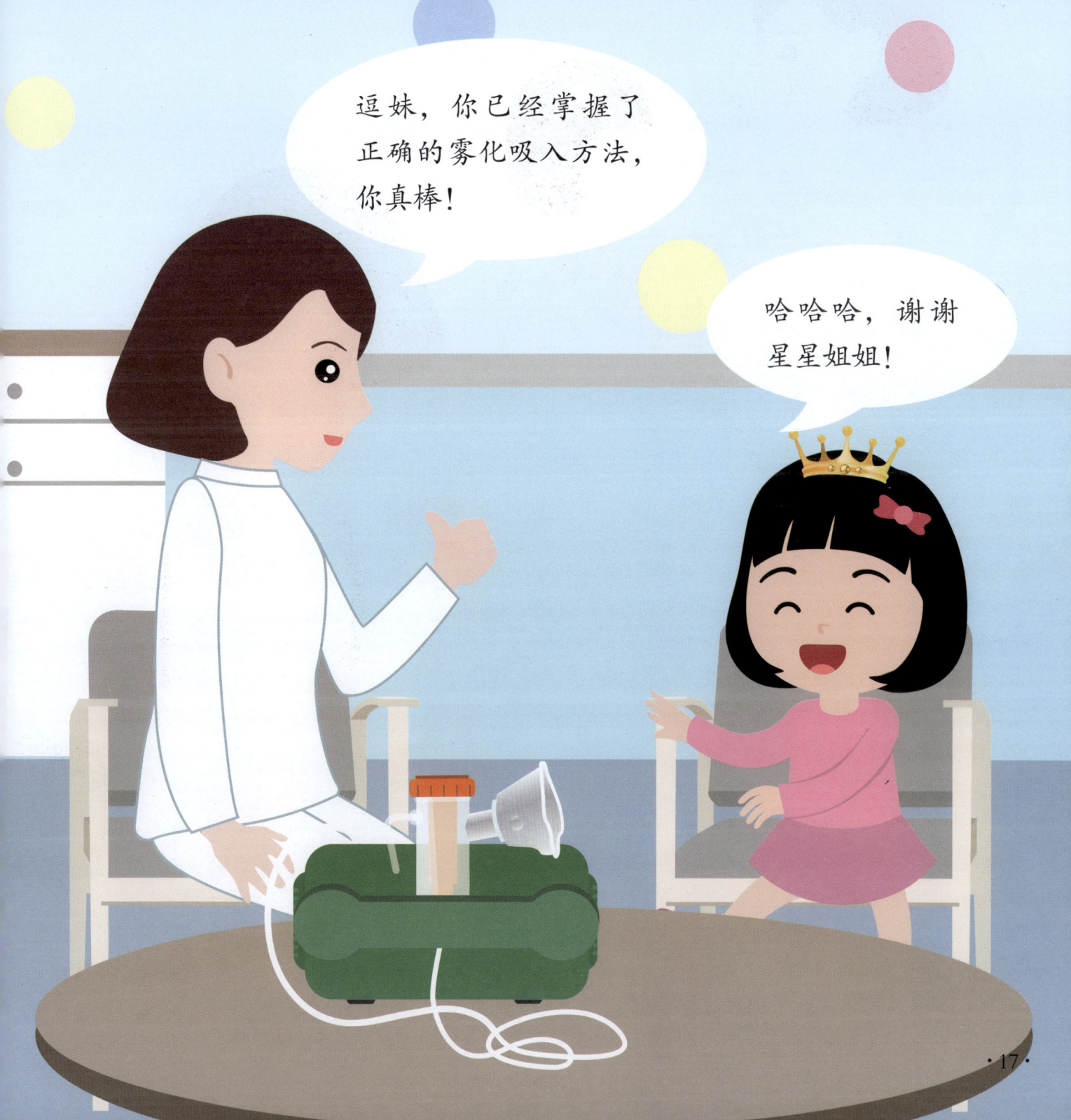

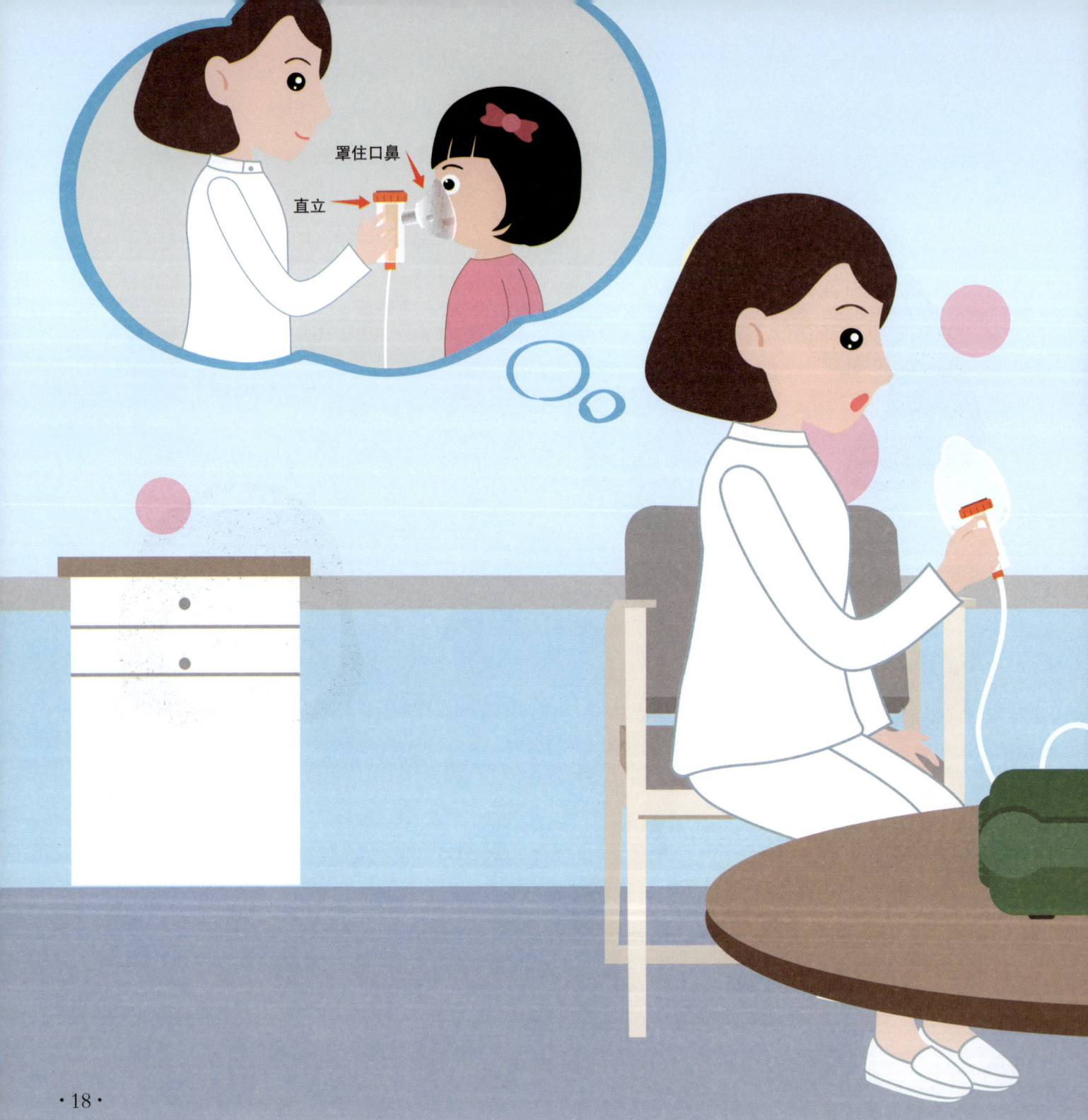

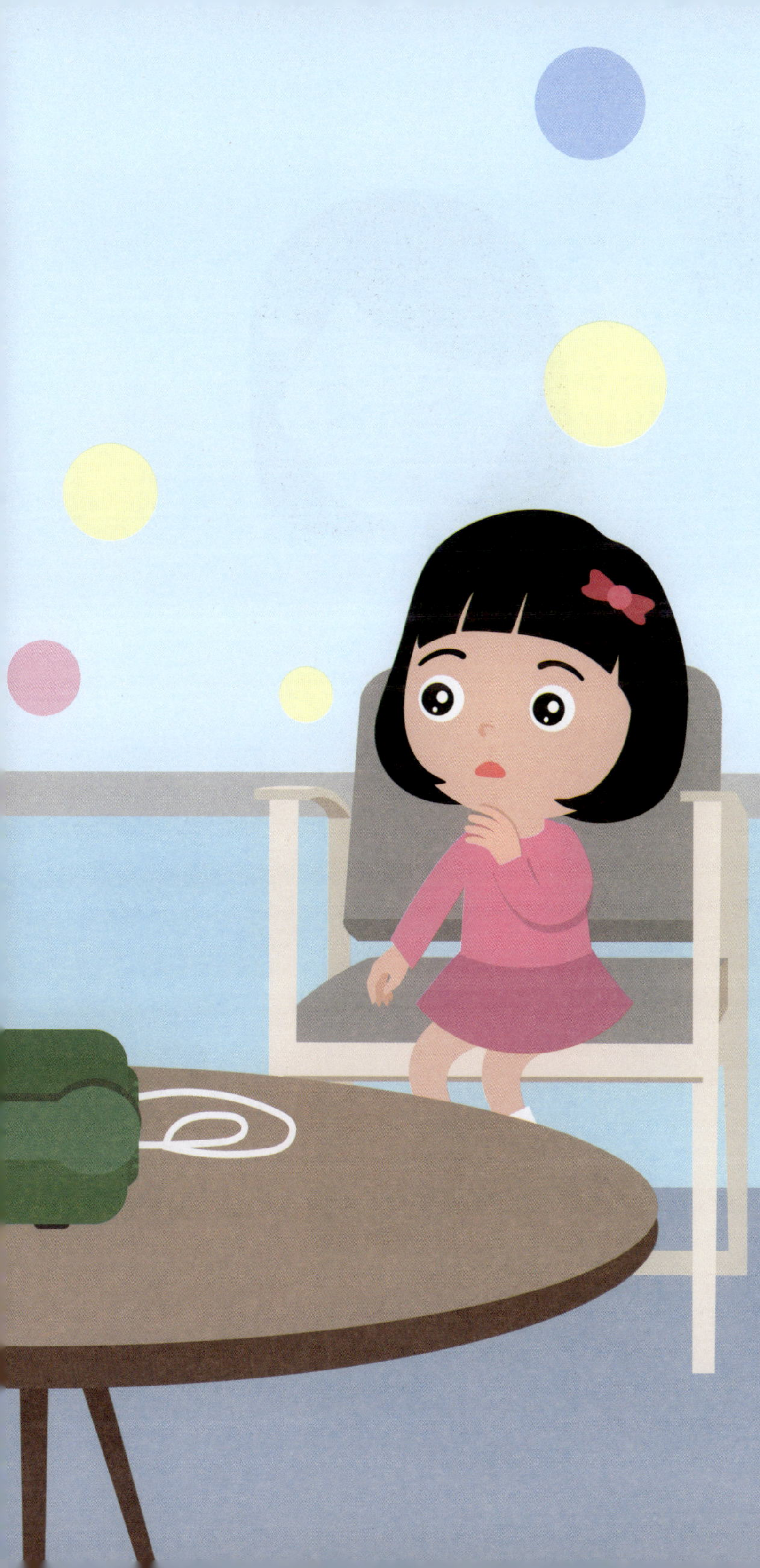

雾化时保持面罩直立,让面罩罩住口鼻。

平静地用嘴吸气,用鼻呼气;如果不能完成的话,戴上面罩平静呼吸也可以哟!

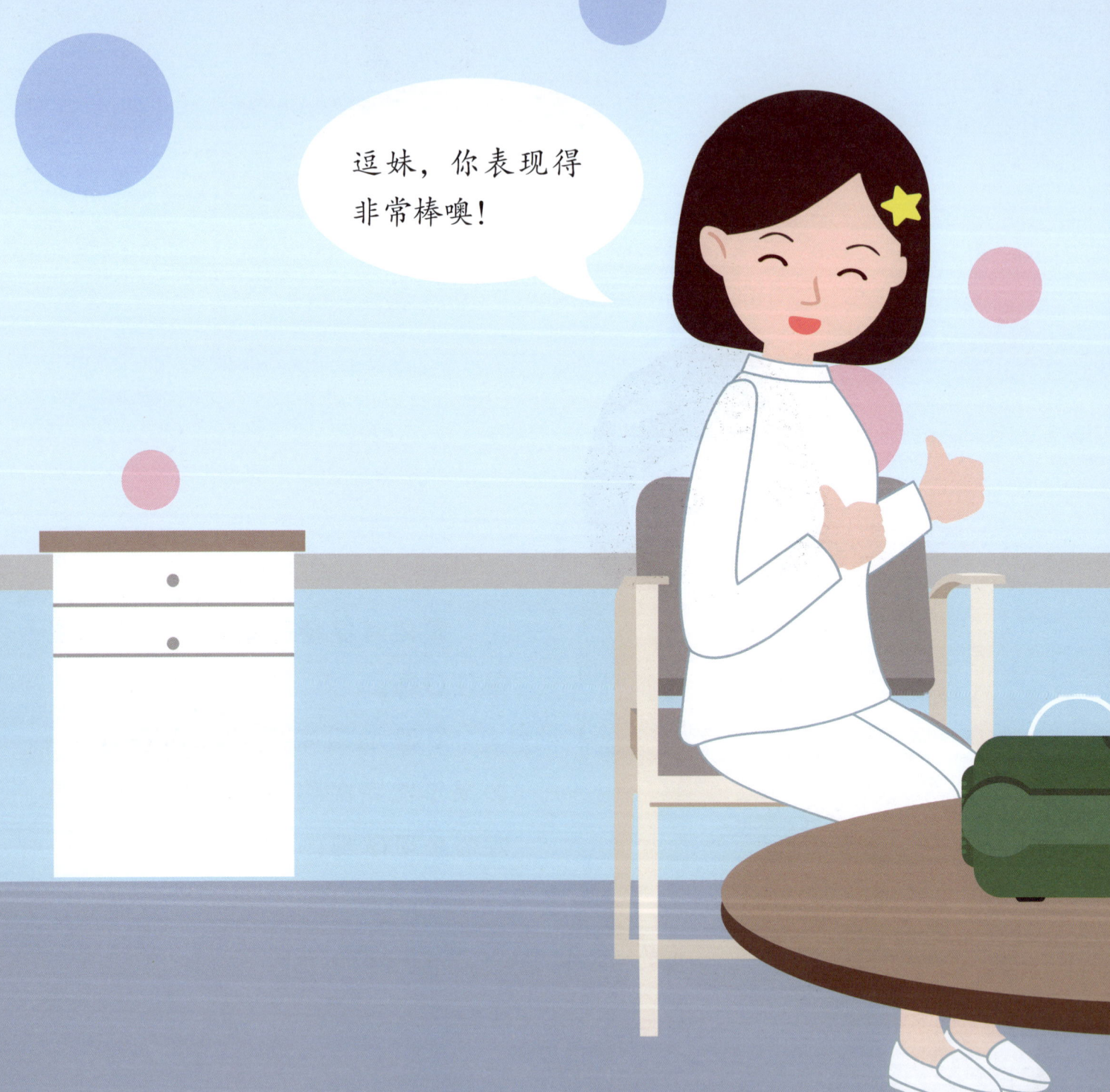

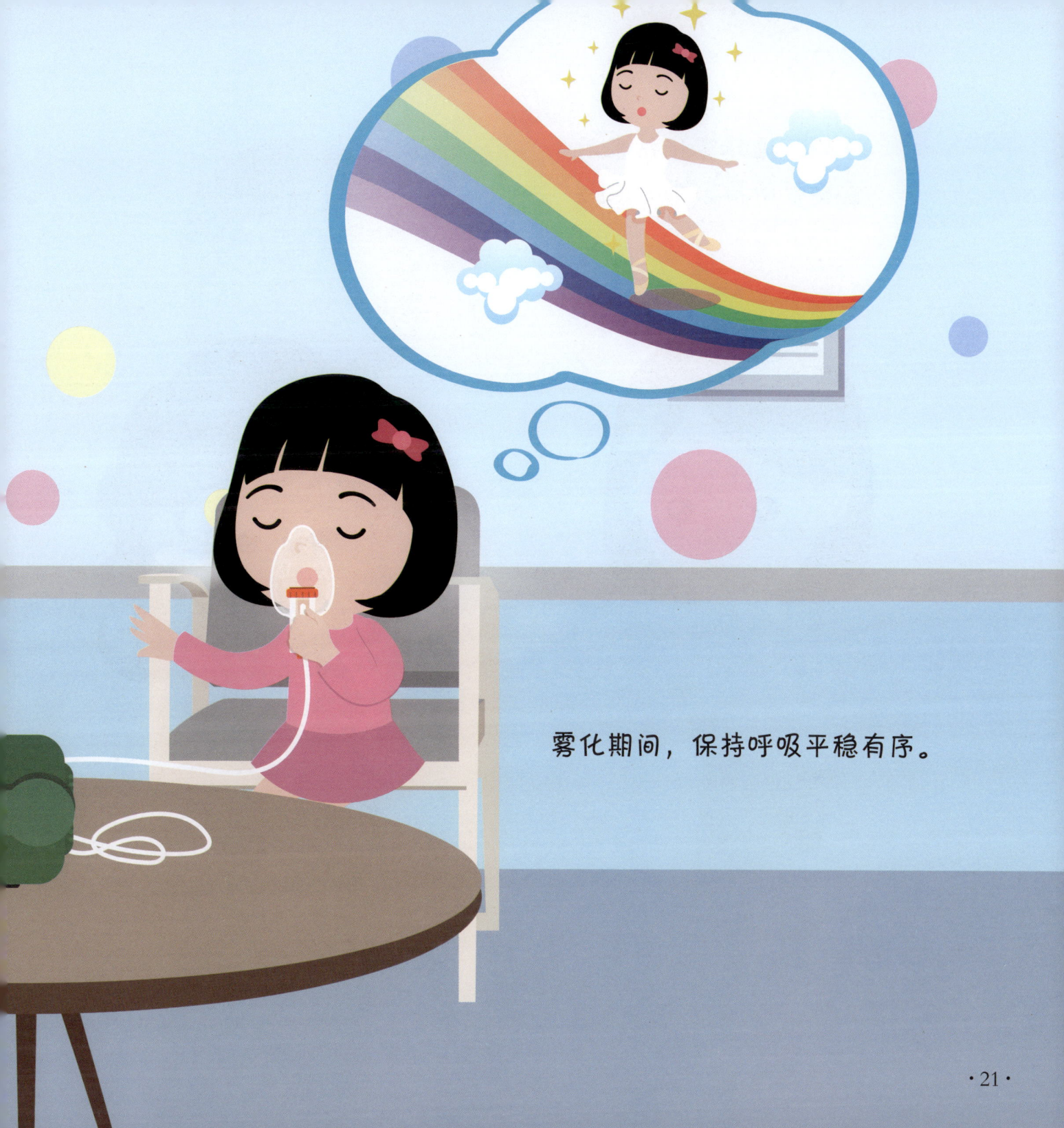

雾化期间,保持呼吸平稳有序。

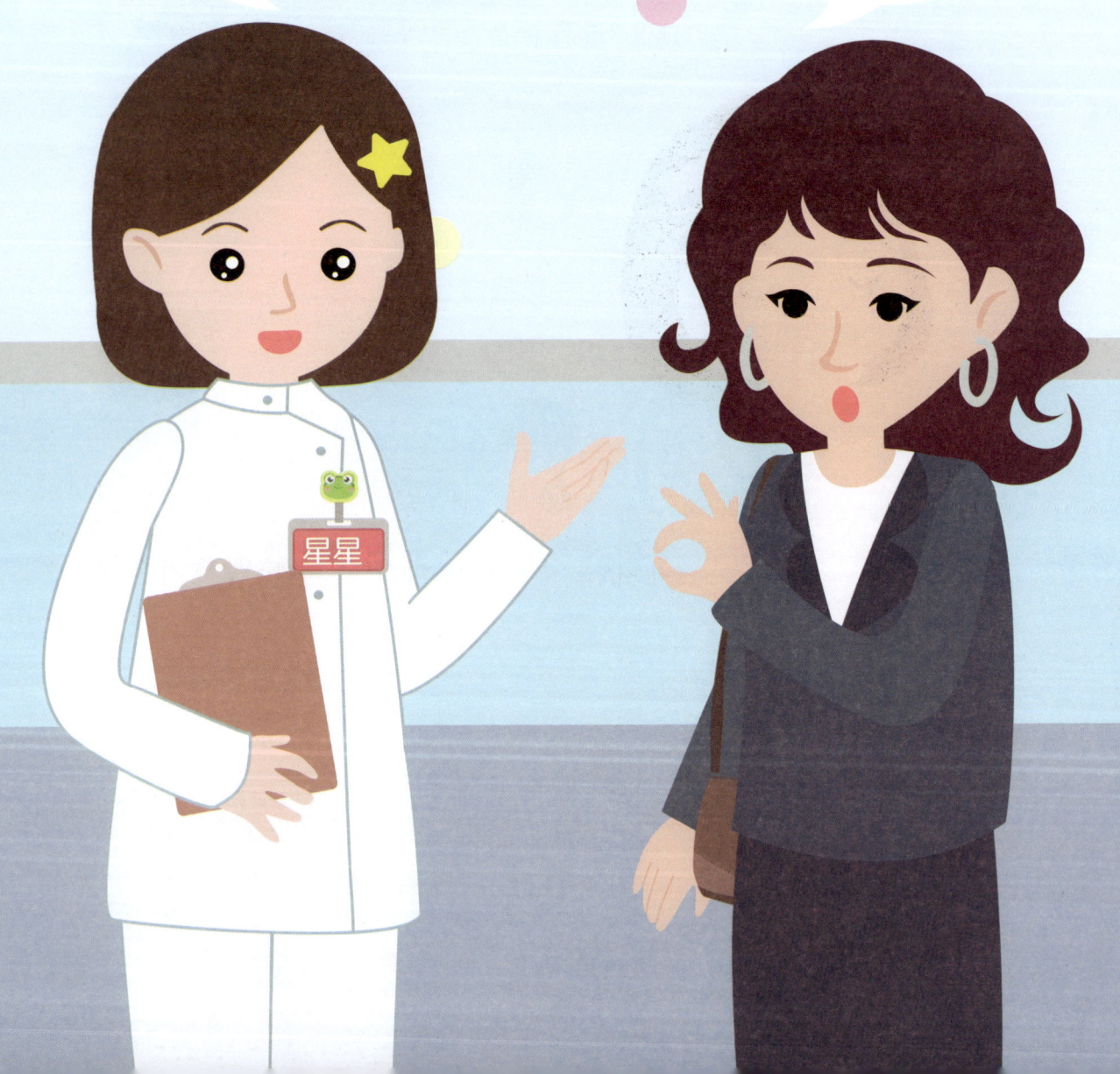

拍背动作示意图

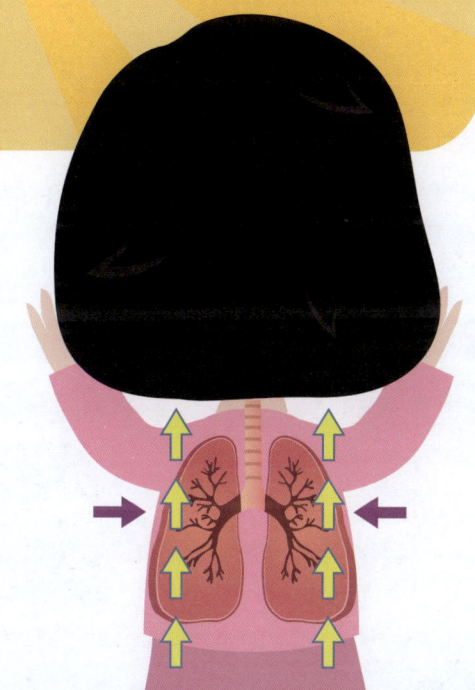

要点说明：

① 手指弯曲呈空心状。

② 拍背顺序：由下向上、由外向内。

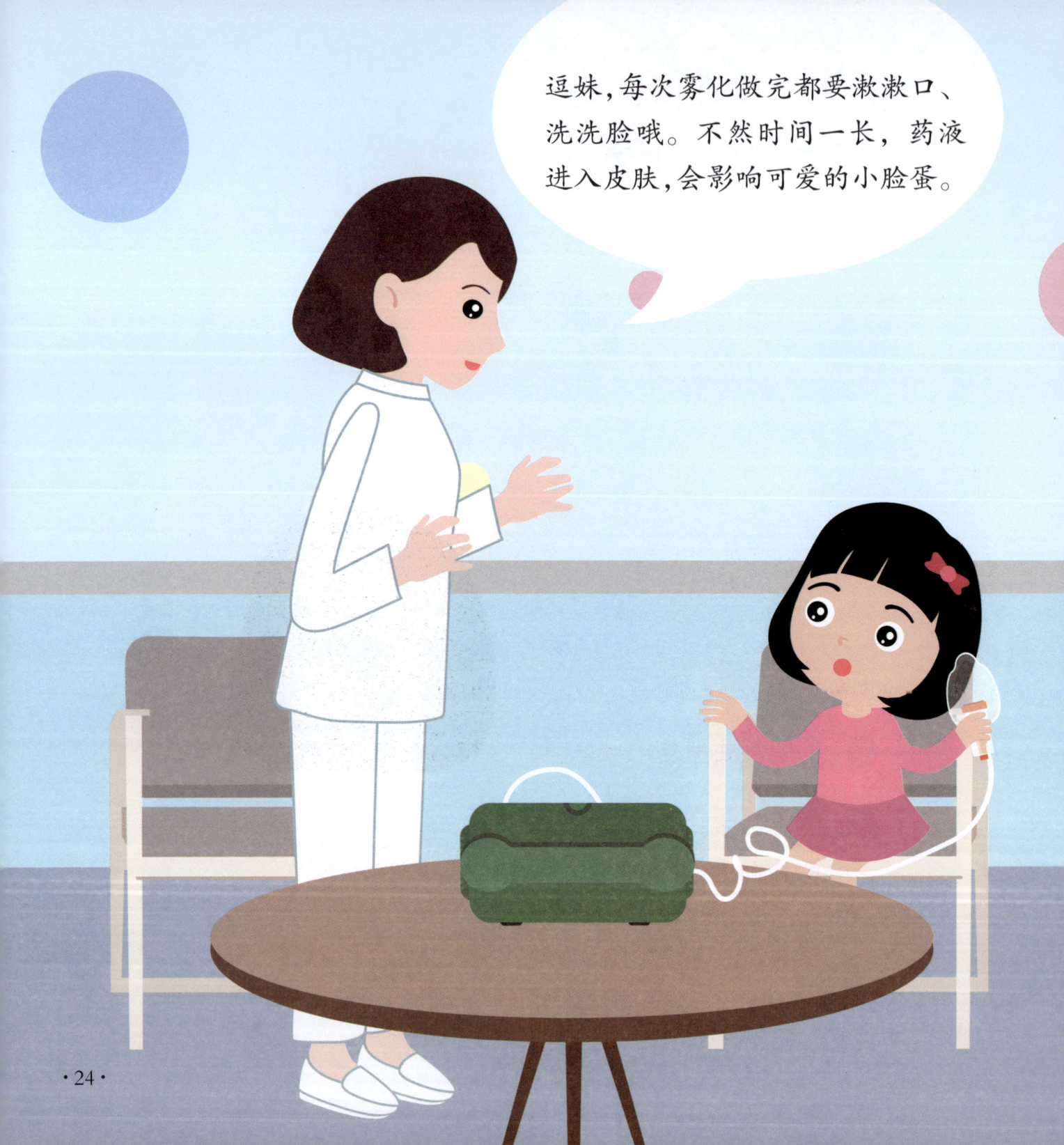

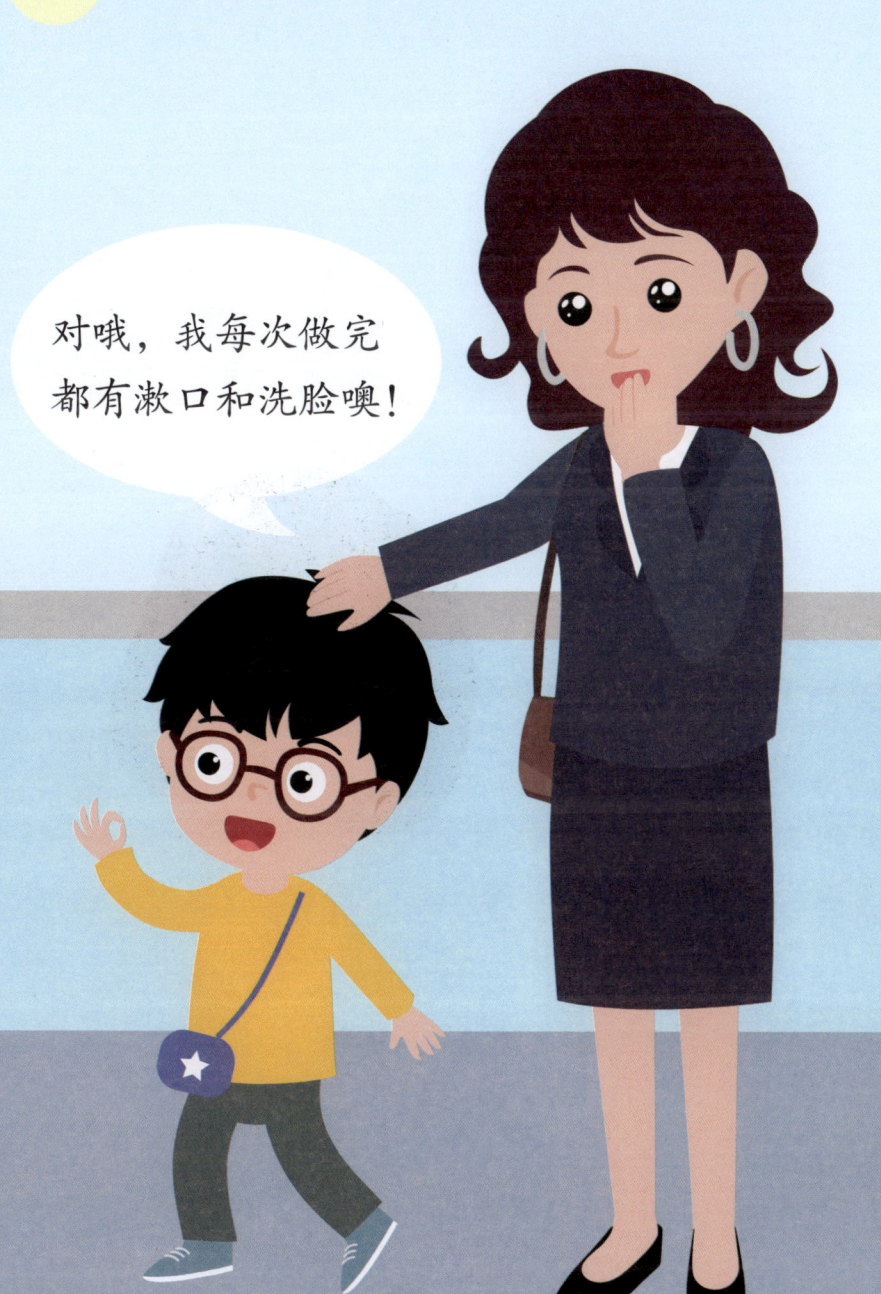

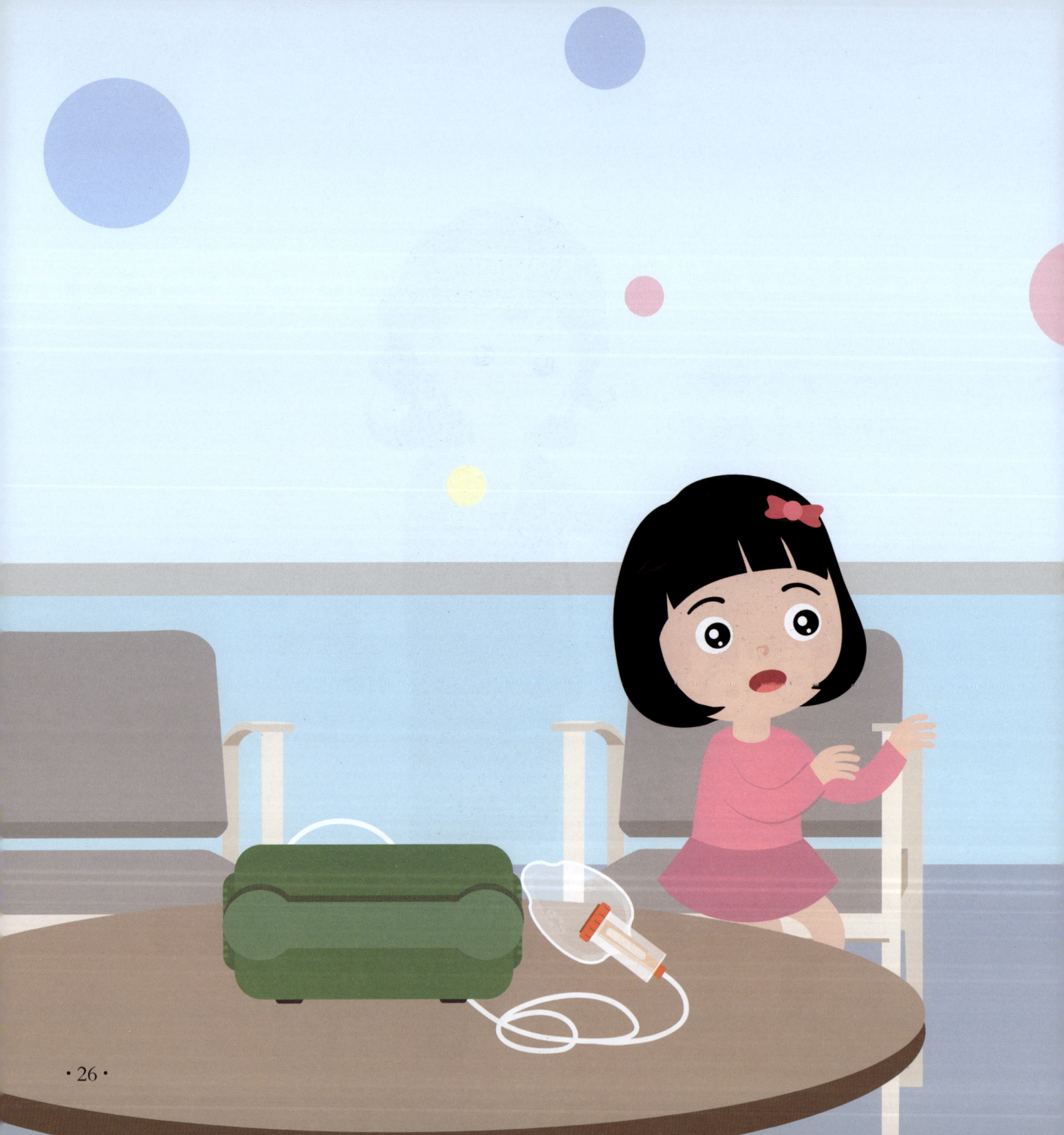

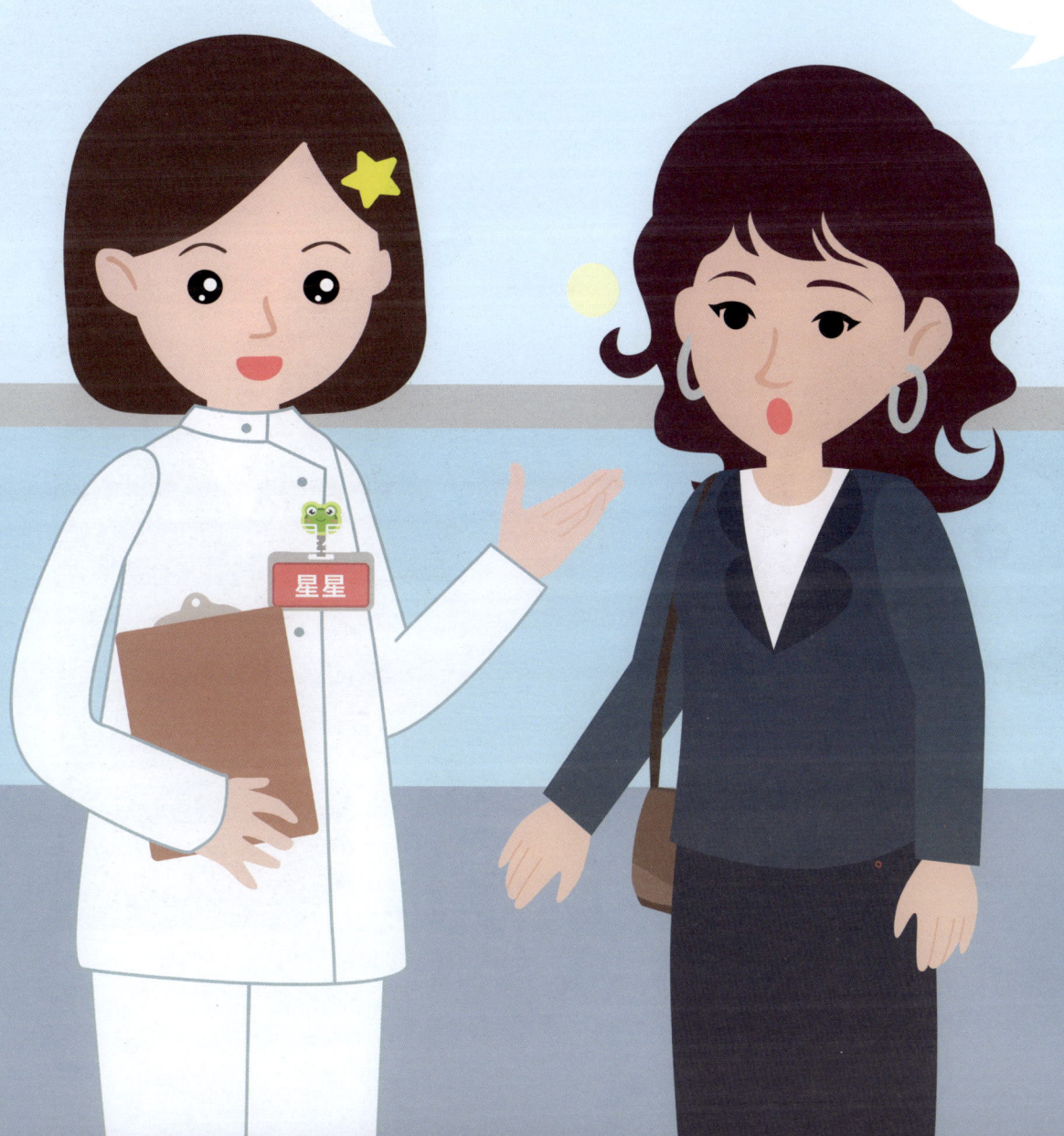

雾化结束了

逗妹在认真地漱口、洗脸。

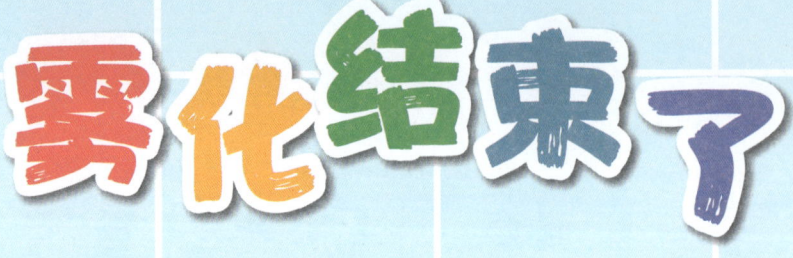

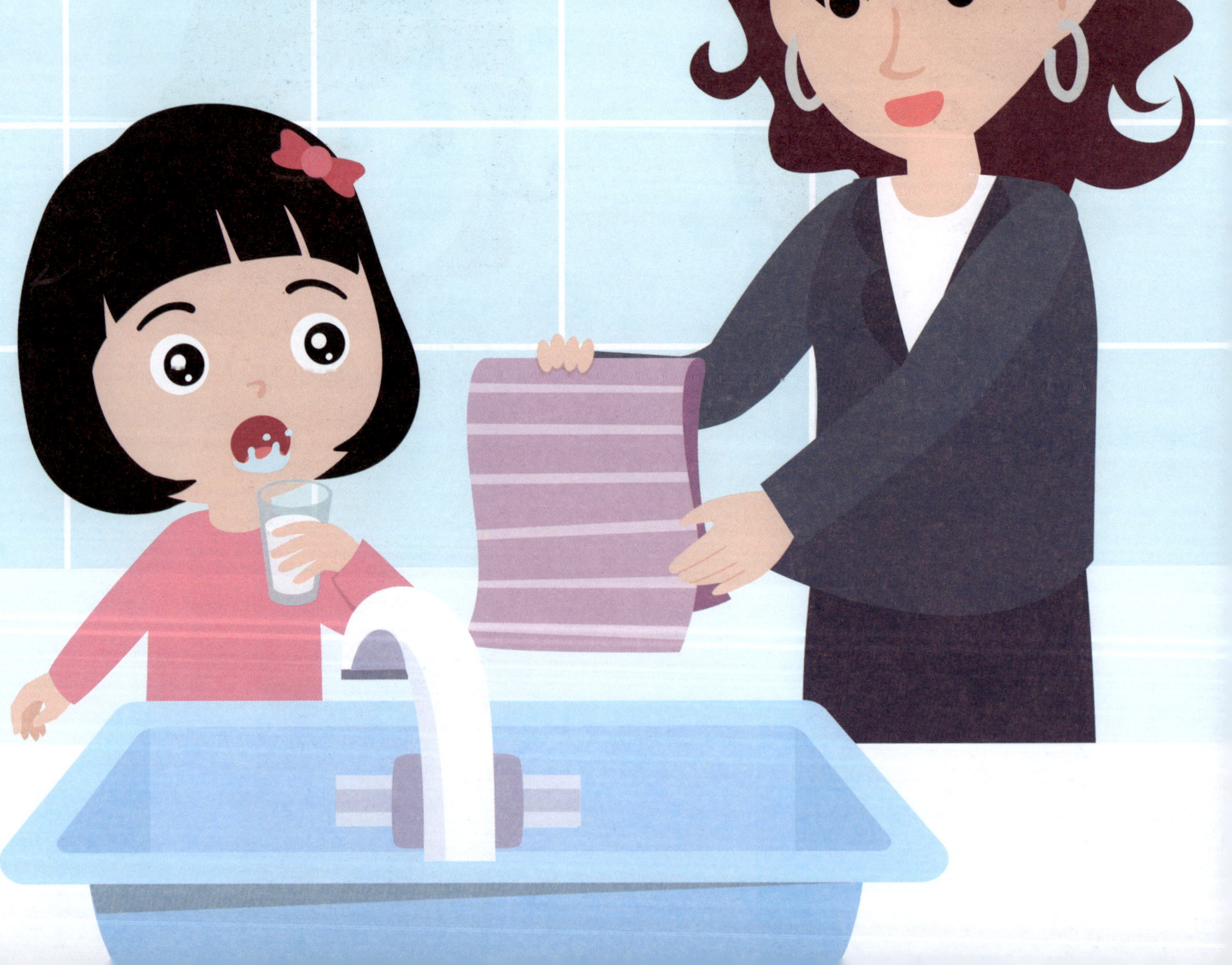

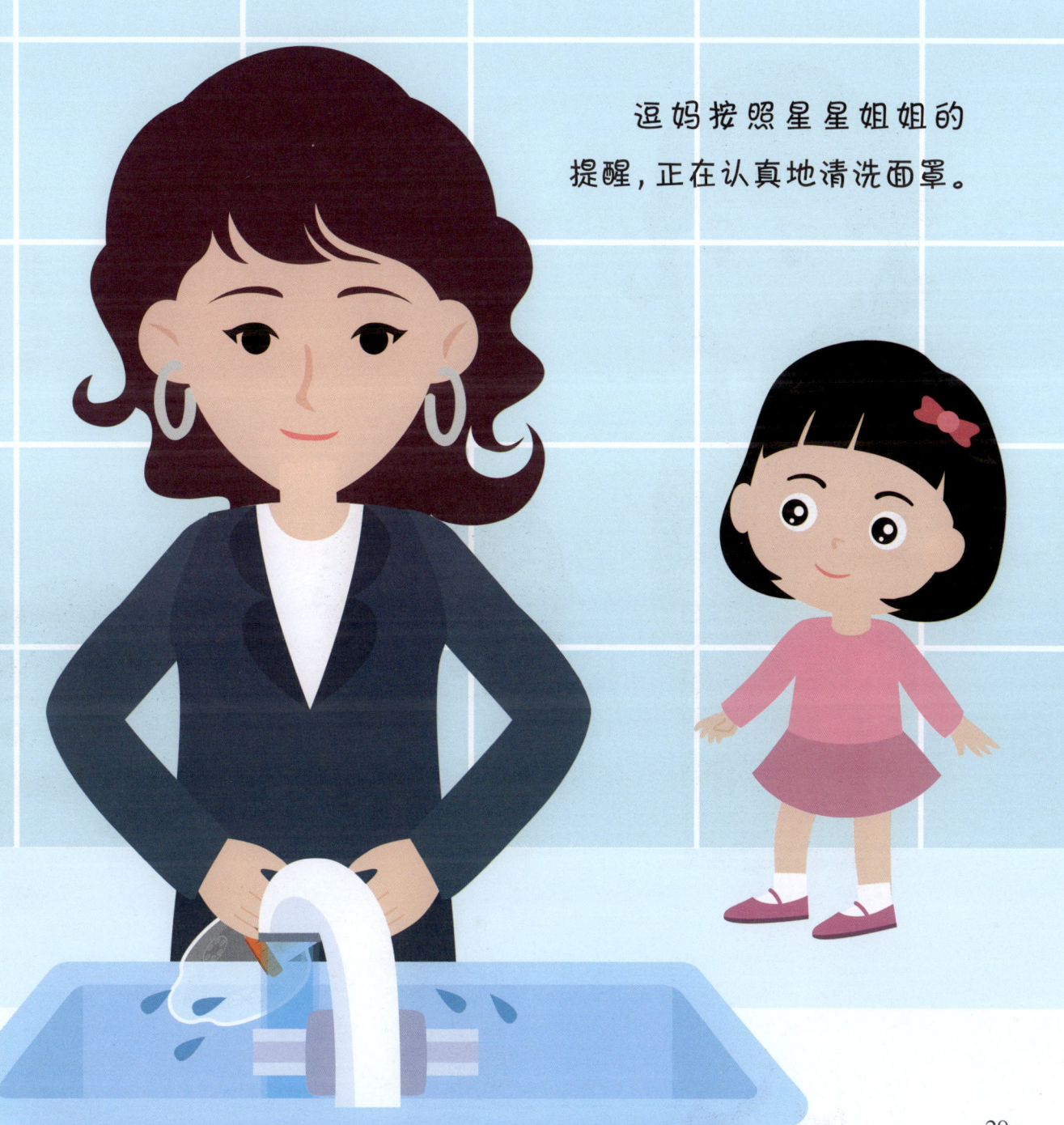

逗妈按照星星姐姐的提醒,正在认真地清洗面罩。

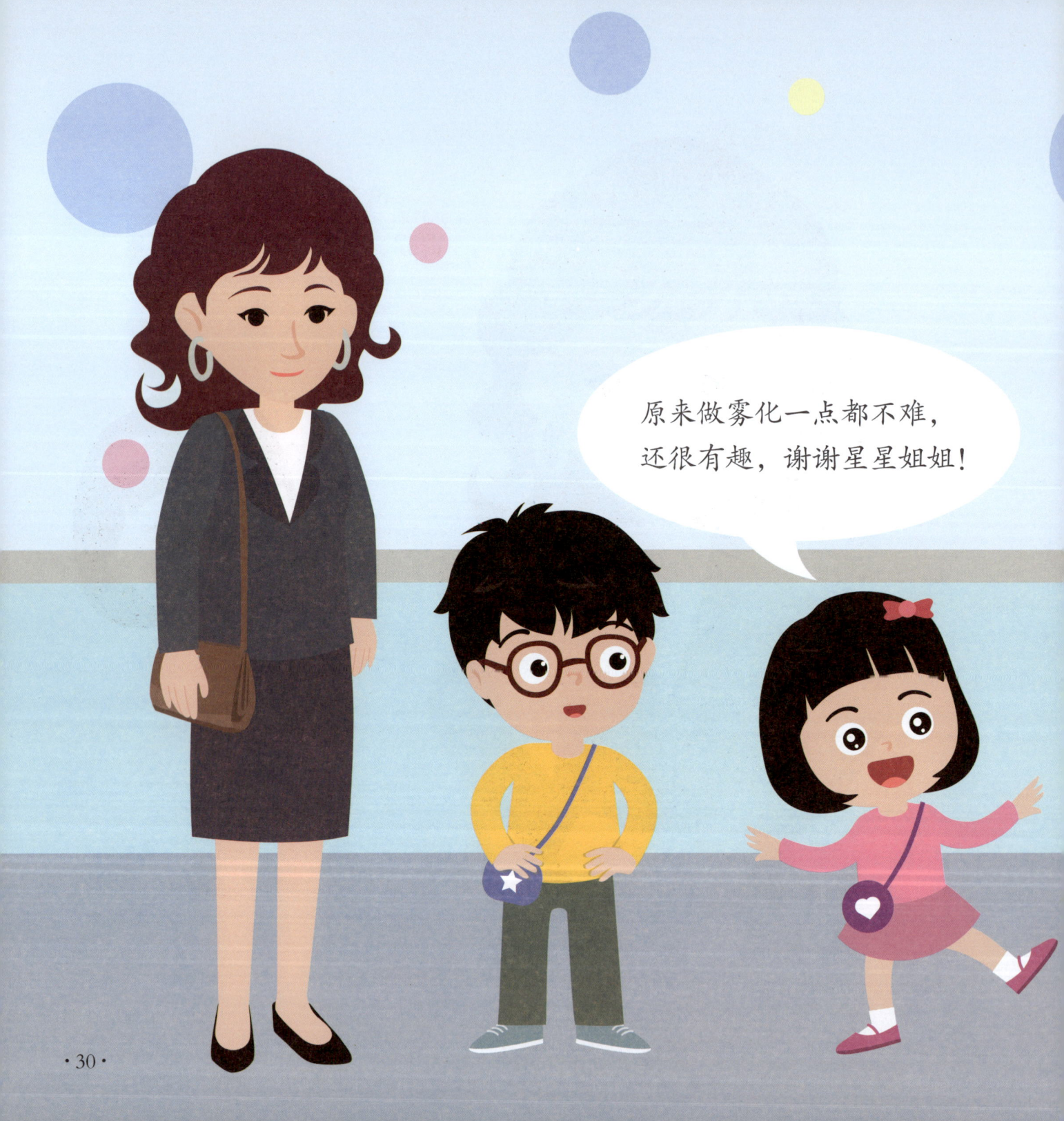

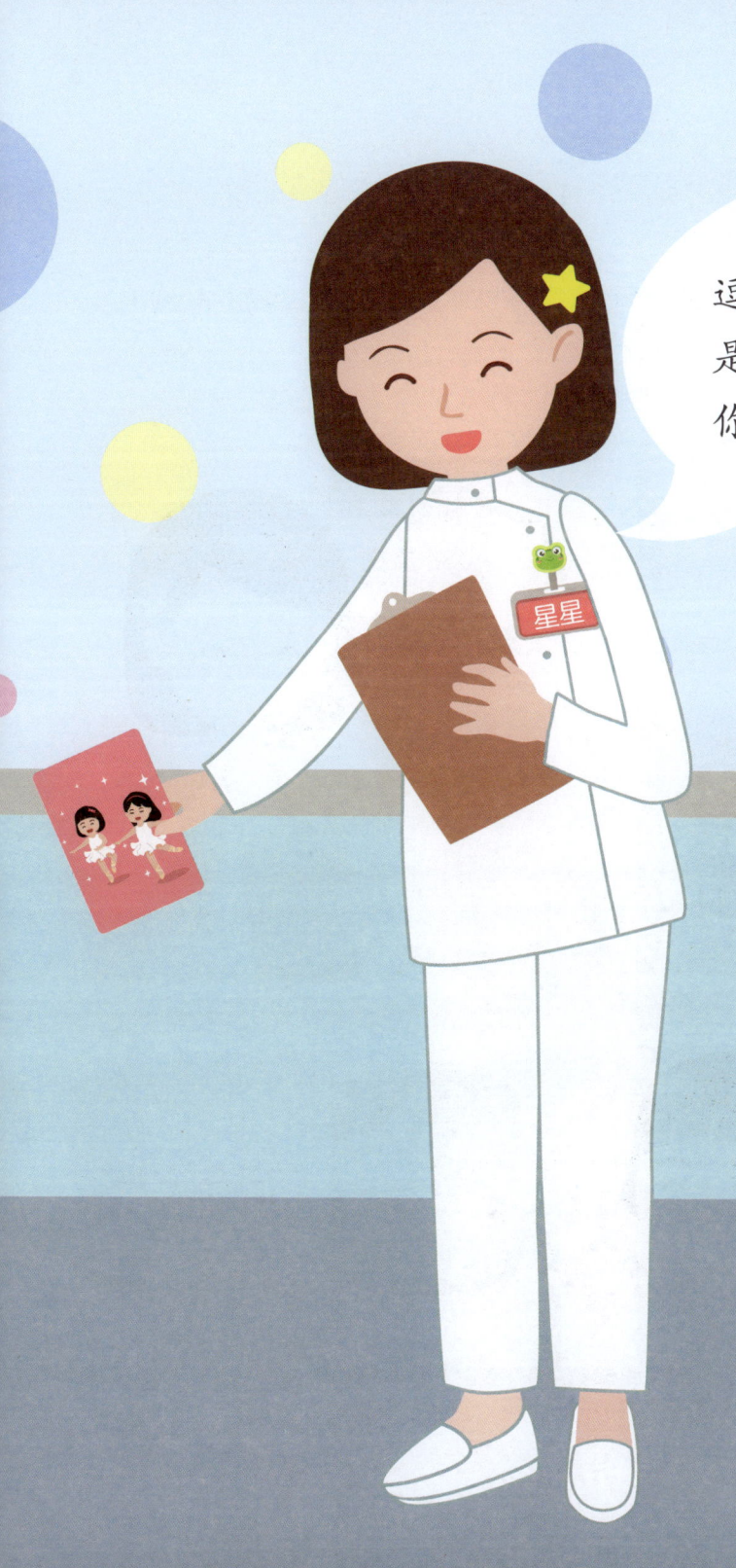

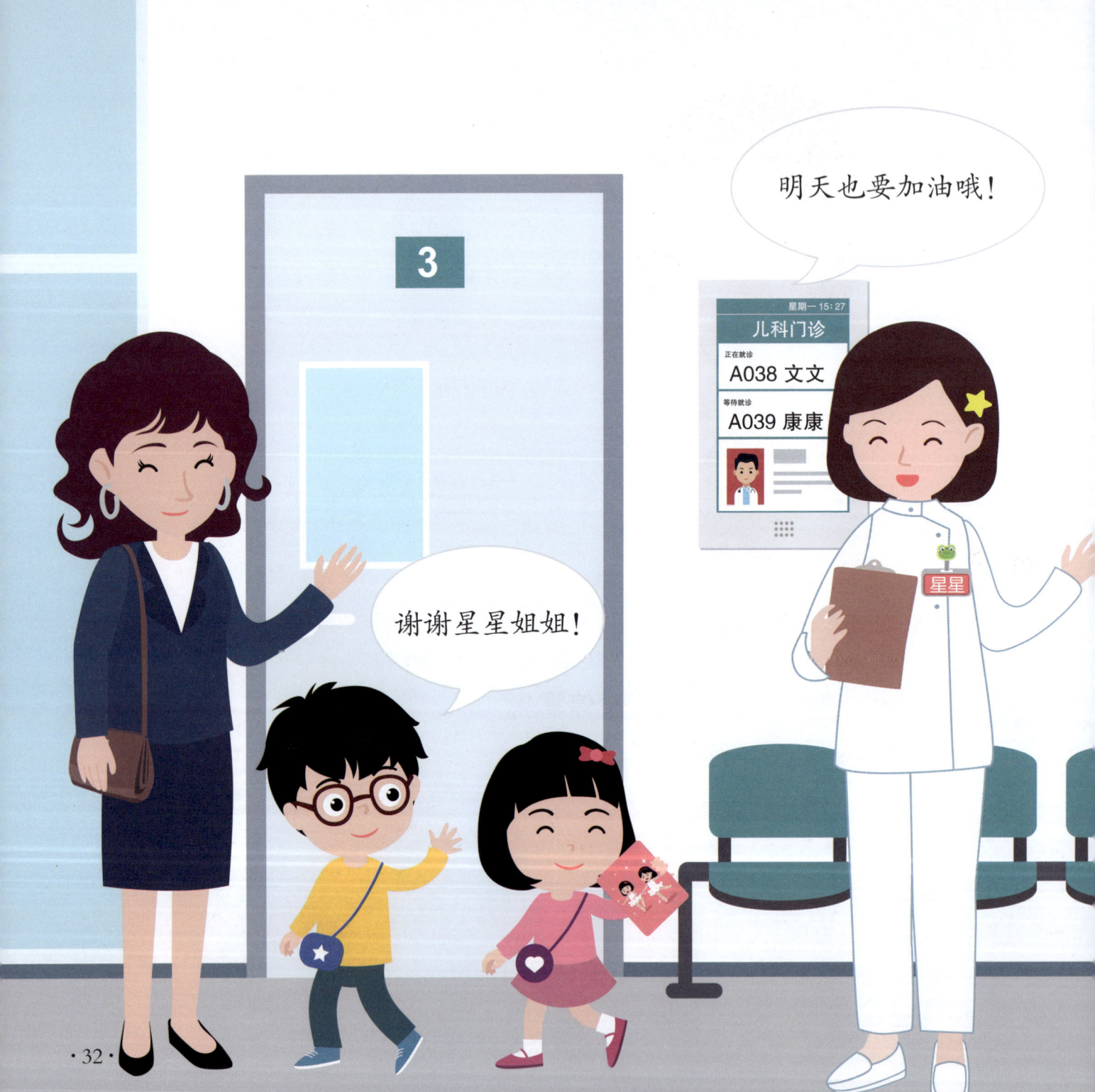

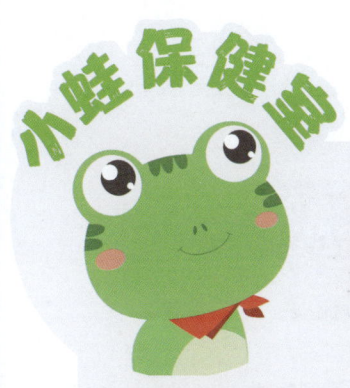

雾化治疗注意事项

雾化前

- 不要涂面霜。

雾化中

- 面罩罩住口鼻，面罩保持直立。
- 用嘴吸气，用鼻子呼气。
- 若中途不舒服或咳嗽加重，暂停雾化，等待症状缓解后再继续雾化。

雾化后

- 拍背，帮助排痰。
- 洗脸、漱口、喝水、清洗面罩。

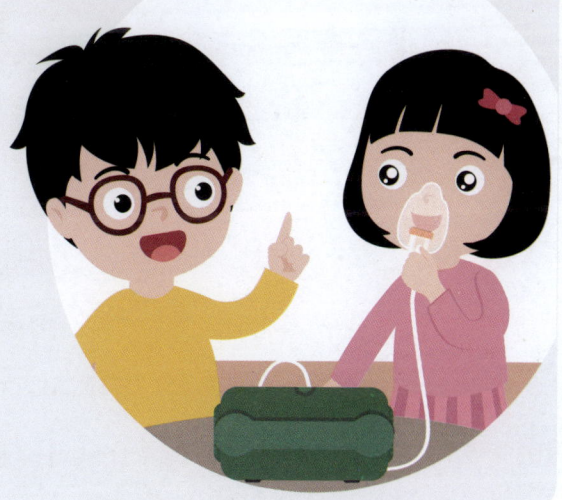

你学会做雾化了吗？

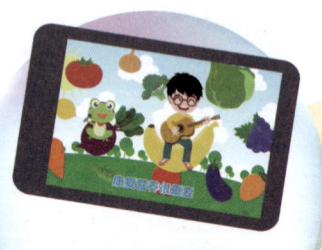
全套健康宣教视频

勇气存折

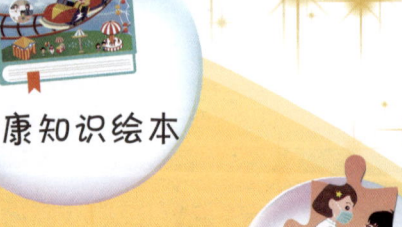
健康知识绘本

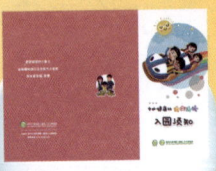
健康宣教表单

勇气球

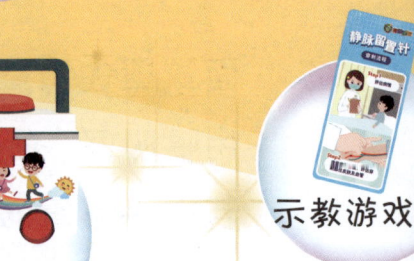
正向肯定拼图

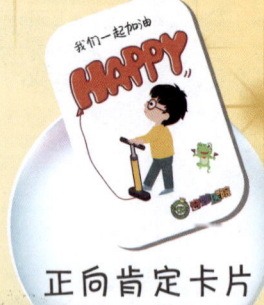
正向肯定卡片

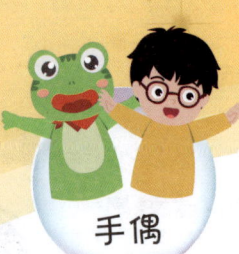
手偶

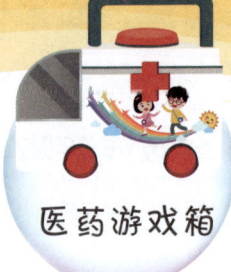
医药游戏箱

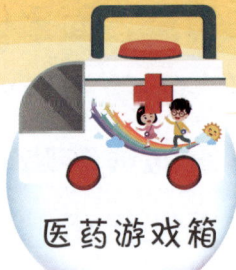
示教游戏

让我们一起帮助孩子克服对医院的焦虑和恐惧，提高治疗依从性的同时完成健康教育，协助孩子在医疗过程中建立自信。